HIPPOKRATES

UND DIE BEGRÜNDUNG DER WISSENSCHAFTLICHEN MEDIZIN

VON

MAX POHLENZ

BERLIN 1938

WALTER DE GRUYTER & CO.

VORMALS G. J. GÖSCHEN'SCHE VERLAGSHANDLUNG / J. GUTTENTAG, VERLAGS-BUCHHANDLUNG / GEORG REIMER / KARL J. TRÜBNER / VEIT & COMP.

Archiv-Nr. 33 40 38

Druck von Walter de Gruyter & Co., Berlin W 35

Printed in Germany

DEM

ANDENKEN MEINES BRUDERS

DES ARZTES

INHALT

„Hippokrates ist zur Zeit ein berühmter Name ohne den Hintergrund irgend einer Schrift“ stellte Wilamowitz 1901 fest. „Wir wissen von Hippokrates nichts, als daß er gelebt hat“, schreibt Henry E. Sigerist 1932 in dem Buche, in dem er Leben und Werk der „Großen Ärzte“ schildern will. Und solche Urteile können wir heute allenthalben von Philologen wie von Medizinern vernehmen. Lähmend hat sich diese Skepsis auf die Forschung gelegt. Seit dem sechzehnten Jahrhundert hat es kaum eine Zeit gegeben, in der sich die Wissenschaft so intensiv und so erfolgreich mit den einzelnen hippokratischen Schriften beschäftigt hat. Aber alle ihre Arbeiten biegen unmittelbar vor dem Ziele aus. Hippokrates' Persönlichkeit und seine individuelle Leistung wirken als Tabu, an das man nicht zu rühren wagt.

Ist diese Bankerotterklärung der Forschung berechtigt?

Gewiß, die antike Biographie des Hippokrates ist von der Legende überwuchert. Aber seine Gestalt verflüchtigt sich doch nicht wie die Homers im Morgennebel hellenischer Frühgeschichte; sie steht im hellen Lichte einer Zeit, die an den großen Persönlichkeiten interessiert ist. Und einige sichere Tatsachen sind uns doch aus dem Altertum über sein Leben überliefert; sogar das Datum seiner Geburt hat sorgsame Lokalforschung festgestellt. Gewiß liegt über der Entstehung und der Geschichte der hippokratischen Schriften noch ein Dunkel, und schon die Antike war sich klar, daß in dem „vielberedeten und vielbewunderten Sechzigbändewerk, das alles medizinische Wissen und Können umschließt“, die meisten Stücke mit Hippokrates selber nichts zu tun haben. Aber im ganzen Altertum hat nie ein Mensch gezweifelt, daß Hippokrates Schriften hinterlassen hat, und auch heute zweifelt niemand daran, daß der allergrößte Teil des Corpus Hippocraticum aus seiner Zeit stammt. Es wäre eine schier unbegreifliche

Tücke des Schicksals, wenn gerade die Werke des anerkannten Meisters spurlos verschwunden sein sollten. Es ist also einfach ein methodisches Postulat, daß unter den uns erhaltenen Schriften auch solche von Hippokrates selber sein müssen. Und damit ist der Forschung eine Aufgabe gewiesen, der sie sich nicht entziehen darf, mag auch die Lösung noch so schwierig erscheinen.

Natürlich ist der Wissenschaft nicht damit gedient, wenn sich kritiklose Traditionsgläubigkeit und dichterische Phantasie zu einem Hippokratesroman verbinden. Ihr Gang ist mühsamer und weniger kurzweilig. Aber der Weg, den sie einzuschlagen hat, ist längst gesehen. Wir müssen die einzelnen Schriften des Corpus auf ihren Gedankengehalt hin analysieren, die innerlich verwandten zusammenfassen, das zeitliche und sachliche Verhältnis dieser Gruppen bestimmen; wir müssen — das ist bisher noch am wenigsten geschehen — die wissenschaftlichen Persönlichkeiten, die hinter diesen Schriften stehen, zu fassen suchen, und schließlich dürfen wir dann vor der Frage nicht zurückschrecken, ob nach inneren und äußeren Indizien eine solche Persönlichkeit mit dem großen Hippokrates gleichzusetzen ist. Glücklicherweise besitzen wir ja auch noch zwei unbedingt zuverlässige Zeugnisse über Hippokrates' Lehre, die uns die Beantwortung dieser Frage ermöglichen müssen.

Auch der geeignete Ausgangspunkt ist leicht zu finden. Es herrscht wohl schon jetzt Einigkeit darüber, daß neben den beiden frühesten Epidemienbüchern (I und III) und den chirurgischen Spezialwerken sicher zu den ältesten und bedeutendsten Schriften des Corpus zwei gehören, die nach Wilamowitz' Nachweis von demselben Verfasser stammen. Das ist die Schrift, die uns unter dem unzutreffenden und sicher nicht vom Verfasser gegebenen Titel 'Über Luft, Wasser und Ortslage', Περὶ ἀέρων ὑδάτων τόπων, überliefert ist, und die wir nach dem Inhalt am besten 'Die Schrift über die Umwelt' nennen werden, und das kleine, aber inhaltsschwere Büchlein über die Epilepsie, die 'Heilige Krankheit' (Περὶ ἱρῆς νούσου).

Von einer Untersuchung dieser beiden Schriften wollen wir darum ausgehen.

DIE SCHRIFT ÜBER DIE UMWELT

Unter den Schriften des Corpus Hippocraticum hat in neuerer Zeit keine das Interesse der Wissenschaft in stärkerem Maße erregt als diese Abhandlung. Erfreulich ist besonders, daß nach Dillers Untersuchungen über die Grundlagen für die Textgestaltung kein Zweifel mehr bestehen kann [1]. Um so schwieriger scheint es, über den Gesamtcharakter der Schrift zur Klarheit zu gelangen. Anerkannt ist freilich, daß sie aus zwei scharf gesonderten Teilen, c. 1—11 (A) und 12—24 (B) besteht. Aber während man früher für beide den gleichen Verfasser annahm und die Meinungen nur darin auseinandergingen, ob es sich um zwei selbständige Schriften (so Fredrich und Wilamowitz) oder um lose verknüpfte Teile des gleichen Buches handle (Jacoby, Trüdinger, Aly), verfocht neuerdings Edelstein die These, es lägen uns zwei nur zufällig verbundene Schriften verschiedener Autoren vor, und Diller glaubte sogar eine ganz verschiedene geistige Haltung zu erkennen, die zur Scheidung eines 'Wanderarztes' und eines 'Aitiologen' zwinge. Dem haben Mewaldt und Deichgräber sofort kurz widersprochen. Immerhin ist eine nochmalige Untersuchung nötig [2].

„Wer die ärztliche Kunst recht betreiben will", beginnt der Verfasser, „der muß dreierlei kennen und in Rechnung stellen: die Jahreszeiten und ihren Wechsel, die Luftströmungen, die allgemeinen wie die lokalen, und drittens die Beschaffenheit des Wassers". Wer das schreibt, hat selbstverständlich seiner Abhandlung nicht den Titel „Über Luft, Wasser und Ortslage" gegeben [3]. Der Autor hat wohl überhaupt in archaischer Weise auf eine besondere Überschrift verzichtet und sich damit begnügt, das allgemeine Stichwort „Die ärztliche Kunst" an den Anfang zu stellen. Natürlich will er nicht das ganze Gebiet behandeln. Er nennt drei

1*

Faktoren, weil er ihre Beachtung für ein wesentliches Stück der Medizin hält und sie seinen Kollegen, die wie er ihre Praxis an verschiedenen Orten ausüben, ans Herz legen will. So formuliert er sofort sein eigentliches Thema dahin: „Wer also als Arzt in eine ihm unbekannte Stadt kommt, hat folgendes zu beachten" und paßt das vorher allgemein Gesagte zwanglos der Situation des Wanderarztes an. Das erste, was diesem ins Auge fällt, ist die Lage der Stadt. Bei der starken Gliederung der griechischen Gebirgslandschaft ist es sehr verständlich, daß der Autor die vorherrschenden Windströmungen für besonders wichtig hält. Wenn sich aber der Arzt über diese orientieren will, muß er natürlich zusehen, nach welcher Himmelsrichtung die Stadt offen ist, und das lehrt ihn zugleich, in welcher Weise sie der Wirkung der Sonne ausgesetzt ist. Neben dem Wasser wird er ferner die Güte oder Kargheit des Bodens und die damit zusammenhängende Lebensweise der Bevölkerung studieren[1]. Das ist die notwendige Voraussetzung, um bei der Diagnose wie bei der Therapie der dort auftretenden Erkrankungen Fehler zu vermeiden. Weilt er dann länger in der Stadt, so wird er endlich auch den dritten Faktor würdigen können, die lokalen Witterungsverhältnisse und den Einfluß der Jahreszeiten auf den Gesundheitszustand der Gesamtheit wie des Einzelnen. Wenn er den wechselnden Verlauf des Jahres verfolgt und bei den Gestirnen (wie Pleiaden und Hundsstern, an denen sich der Grieche orientiert; heute würde ein Blick auf den Kalender genügen) den Auf- und Untergang notiert, wird er nicht nur die gesundheitliche Prognose für den folgenden Zeitraum stellen können, sondern auch die entscheidenden 'Zeiten' [2] für die Behandlung wissen. „Wenn das aber jemand für unnütze Beschäftigung mit den Dingen am Himmel erklärt —, nun, falls er bereit ist, seine Meinung zu ändern, dann wird er schon erkennen, daß die Sternkunde durchaus nicht wenig zur medizinischen Wissenschaft beiträgt. Denn mit den Jahreszeiten ändern sich auch der Zustand der Verdauungsorgane und die Krankheiten bei den Menschen" [3]. In der Unterbrechung der Satzkonstruktion spiegelt sich das Temperament des Verfassers. Er sieht spöttische Kritik voraus; aber er weist sie nicht einfach zurück, sondern fordert siegesgewiß die Gegner dazu auf, doch wenigstens einen Versuch mit dem Lesen seines Buches zu machen. Der werde schon zur Bekehrung führen.

Natürlich ist dem Verfasser nicht etwa „am Schluß eingefallen“ [1], man könne Kritik an seiner Lehre üben. Er ist sich von vornherein über die Widerstände klar, auf die er bei vielen Fachgenossen stoßen wird, und spitzt seine Einleitung auf ein programmatisches Bekenntnis zu.

Mit Kap. 3 beginnt die Einzelausführung. Wie angekündigt, spricht der Arzt zuerst über die Luftströmungen, die Pneumata (3—6). In Griechenland wird das Klima durch die Nord- und Südwinde bestimmt, während die aus Ost und West nur untergeordnete Bedeutung haben. Darum zieht er zunächst die große Linie von Süd nach Nord und bespricht dann kürzer die Lage nach Osten und Westen als die mittleren Abweichungen von den vorher gezeichneten Extremen. Aber wenn er in Kap. 5 versichert, die Ostlage sei gesünder als die nach Norden oder Süden, „auch wenn die Entfernung nur ein Stadion beträgt“, so führt er zur Begründung namentlich die Bestrahlung durch die Morgensonne an, während es umgekehrt bei der Westlage das Fehlen dieser Morgensonne ist, das eine neblige, dicke Luft zur Folge hat und zusammen mit starken Temperaturdifferenzen einen ungesunden Charakter bedingt. Wir sehen, warum er im zweiten Teile des ersten Kapitels neben den Pneumata die Lage des Ortes zur Sonne berücksichtigte. Das Stichwort ‘Ortslage’, das dort beide zusammenfaßte, wird in Kap. 6 zweimal eingeprägt [2].

Der Südwind ist feucht und warm, der Boreas kalt und trocken. Ihre Wirkung wird antithetisch nach einem bestimmten Schema geschildert:

Südlage (Kap. 3)	Nordlage (Kap. 4)
Das Wasser (S. 57, 16 ~ 58, 10 Heib.)	
reichlich, etwas salzig, im Sommer kalt, im Winter warm	hart, süß, kalt
Die Menschen (S. 57, 17 ~ 58, 11)	
Ihre Konstitution:	
Kopf feucht und schleimhaltig, Verdauungsorgane reizbar, Körperbau nicht straff	straffer Körperbau [3], Verdauungsorgane hart und zur Verstopfung geneigt, der Körper im ganzen gallenreich, Kopf gesund und hart

Krankheiten (S. 57, 23 ~ 58, 15)

Frauen (Neigung zu Flüssen, Unfruchtbarkeit durch Krankheit, viel Fehlgeburten)	Männer (viel akute Krankheiten, „und außerdem epidemische Krankheiten, die etwa infolge des Wechsels der Jahreszeiten sie heimsuchen")
Kinder (Krämpfe, Asthma)	Frauen (konstitutionelle Unfruchtbarkeit, wenig Fehlgeburten)
Männer (Dysenterie u. dgl., selten Pleuritis und andre akute Krankheiten, „außerdem epidemische Krankheiten, die etwa infolge des Wechsels der Jahreszeiten sie heimsuchen")[1].	Kinder (späte Pubertät u. a.)

Zu Grunde liegt die Lehre von den vier Hauptqualitäten Feucht Warm Trocken Kalt, die für den menschlichen Gesundheitszustand entscheidend sind[2]. Bei Nord- und Südwind treten sie in konstanter Paarung auf und üben deshalb eine bestimmte Wirkung auf die Beschaffenheit des Wassers wie auf die menschliche Konstitution. Die Ausführung berücksichtigt die Erscheinungen, die der praktische Arzt vor allem kennen muß. Zum Teil gibt der Autor dabei ausdrücklich die ätiologische Erklärung (S. 59, 1: das harte Wasser beeinträchtigt die Milchbildung in der Mutterbrust, vgl. 57, 30; 58, 16. 31 und 58, 18 „Die Ursache ist ....“). Dagegen setzt er auch ohne solche bei seinen ärztlichen Lesern Verständnis dafür voraus, daß bei der Südlage die übermäßige Feuchtigkeit die Bildung von Schleim, bei der Lage nach Norden das kalte, harte Wasser die von Galle fördert, und daß sich dementsprechend die zwei — in seinem Kreise offenbar anerkannten — menschlichen Konstitutionstypen, die 'Phlegmahaltigen' und die 'Gallereichen' verteilen[3]. Das Ganze soll den versprochenen Nachweis erbringen, wie groß die Wirkung der Windströmungen auf den menschlichen Organismus ist, und wie notwendig es darum für den praktischen Arzt ist, sie zu beobachten.

Die Darstellung ist in parallelen Antithesen aufgebaut. Der Autor scheut wörtliche Wiederholungen nicht und gliedert nach denselben Rubriken, bindet sich aber nicht an sein Schema, sondern läßt sich vom empirischen Befunde leiten. Darum wechselt er, wenn nötig, die Reihenfolge, ordnet dieselbe Erscheinung an verschiedenen Punkten ein und fügt bei der Nordlage auch neue Beobachtungen hinzu [1]. So vermerkt er nicht nur, daß dort die Menschen langlebiger sind, sondern erwähnt auch ihren 'wilderen' Charakter [2]. Das ist eine Bemerkung, die über den Bereich der medizinischen Praxis hinausgreift. Aber dasselbe Interesse spüren wir auch in der folgenden Schilderung der Ost- und Westlage. Diese gliedert sich folgendermaßen:

Ostlage (Kap. 5)	Westlage (Kap. 6)
Gesund	Ungesund
Grund: 1. Gemäßigte Temperatur, 2. das Wasser (klar, weil die Morgensonne Nebelbildung verhindert) [3]	Grund: das Wasser (nicht klar, infolge des vielen Nebels)
Deshalb die Menschen:	
von gesunder Farbe und blühend, falls es nicht eine besondere Krankheit hindert, von heller Stimme, an Gemüt und Intellekt besser als die der Nordlage	von ungesunder Farbe und allen Krankheiten ausgesetzt [4], von tiefer Stimme
Charakter des Landes:	
frühlingsmäßig Wenig Krankheiten.	herbstlich durch starke Temperaturdifferenzen.

Das Schema von Kap. 3. 4 ist auch hier erkennbar, aber es wird noch weniger zur Fessel, die den Arzt hindern könnte, der Mannigfaltigkeit der Gegebenheiten gerecht zu werden. Da Ost- und Westlage für ihn nur Abweichungen von der Hauptrichtung sind, faßt er sich hier kürzer und verzichtet bei den auftretenden Krankheiten auf Einzelausführung. Neu tritt die Bedeutung der Sonnenwirkung hinzu, von der hauptsächlich der Unterschied dieser beiden Lagen abhängt. Wieder hören wir den Mediziner; aber deutlicher wird, wie er als echter Arzt den Menschen in seiner Ganzheit, mit Einschluß seiner intellektuellen und charakterlichen

Eigenschaften ins Auge faßt, und wie es ihn über die unmittelbar für die Praxis wichtigen Beobachtungen hinausdrängt.

Mit Kap. 7 wendet er sich dem zweiten Punkte der Disposition zu. Schon im ersten Teile bildete das Wasser eine besondere Rubrik, weil Stärke und Art der lokalen Bewässerung großenteils durch den Charakter der vorherrschenden Winde bestimmt werden. Aber die Wirkung des Wassers auf den menschlichen Organismus wurde dort nur soweit in Betracht gezogen, als es einen Teil der lokalen Umwelt bildet, in die der Mensch hineingestellt ist. Die spezifische Wirkung des Wassers mußte wegen ihrer Wichtigkeit einem besonderen Teile vorbehalten werden. Diese Wirkung übt es als Trinkwasser, und nur von diesem ist deshalb im folgenden Abschnitt (Kap. 7—9) die Rede. S. 61, 9ff. werden die mineralhaltigen Quellen erwähnt; aber diese sind 'nicht gut'; die Heilkraft der Bäder, die natürlich damals schon bekannt war (Herodot VII 176), gehört nicht zu dem Thema, das der Arzt sich hier gestellt hat [1].

In scharfer Gliederung bespricht er die einzelnen Wasserarten nach ihrer Herkunft und Bekömmlichkeit. Die Reihenfolge ist zunächst durch die Wertskala bestimmt. Am ungesundesten ist das stagnierende Wasser, trübe, farblos, im Sommer warm, im Winter kalt und dem Frost zugänglich, die Ursache mannigfacher Krankheiten, wie im einzelnen ausgeführt wird. S. 61, 6 geht der Verfasser zu den Quellwassern über. Unter ihnen sind am wenigsten gut die harten, aus Felsgestein entspringenden und die mineralhaltigen, am besten dagegen diejenigen, die aus der Tiefe erdiger Hügel kommen, da sie gleichmäßige Temperatur haben, süß und klar sind. Unter ihnen nehmen wieder die dem Sonnenaufgang zugewandten die höchste Stufe ein [2]. Diese allgemeine Bewertung bedarf freilich in der medizinischen Praxis einer gewissen Einschränkung, da je nach der individuellen Körperkonstitution dem einen dieses, dem andren jenes Wasser bekömmlicher ist. Der Gesunde wird im allgemeinen jedes Quellwasser trinken können. Dem Kranken wird der Arzt bestimmte Arten verordnen, indem er nach der allopathischen Methode für den Ausgleich der Stoffe sorgt. Mit diätetischen Vorschriften schließt dieser Teil ab.

Erst nachdem so die allgemeine Linie festgelegt ist und die Hauptwirkungen klargestellt sind, wendet sich der Autor in Kap. 8

den Wassern zu, bei denen die Dinge komplizierter liegen. Der Regen entsteht aus den feinsten und süßesten feuchten Teilchen, die durch die Kraft der Sonnenstrahlen emporgezogen werden; aber da diese 'Verdunstung' von den verschiedensten Stoffen ausgeht — „Feuchtigkeit ist in allen Dingen vorhanden" —, so ist das wieder zur Erde fallende Regenwasser nicht einheitlich und rein, geht deshalb leicht in Fäulnis über und muß vor dem Genuß abgekocht werden. Ganz schlecht ist das Eis- und Schneewasser, aus dem gerade die reinsten und feinsten Bestandteile ausgeschieden sind. Aus verschiedenartigsten Teilchen ist endlich das Wasser gemischt, das die Flüsse und die (offenen) aus weiter Ferne kommenden Wasserleitungen enthalten. So schließt sich deren Besprechung in cap. 9 an. Aber bezeichnend für den Autor ist hier der stilistische Übergang. Statt im Zuge der bisherigen Linie sogleich die neue Wasserart zu nennen, stellt er als Stichwort den Namen einer Krankheit voran, die durch den Genuß solchen Wassers verursacht wird. Es ist die Lithiasis nebst verwandten Erscheinungen, deren Wesen dadurch erklärt wird, daß die weither kommenden Wasser feste Bestandteile mitführen und einen Bodensatz haben, der zur Bildung von Blasensteinen führt.

Sichtlich ist es der praktisch-medizinische Blickpunkt, der die Darstellung des Autors leitet. Gerade eine solche Einzelheit kann zeigen, wie unberechtigt es war, wenn man in diesem Abschnitt über das Trinkwasser einen anderen, mehr theoretischen Geist zu finden gemeint hat. Gewiß tritt das allgemeinwissenschaftliche Interesse deutlich zutage, am meisten im achten Kapitel, wo der Autor die Erklärung der Regenbildung, die wohl eben erst Diogenes von Apollonia gegeben hatte, ebenso begierig aufgreift, wie es der Komiker Aristophanes in seinen 'Wolken' in ganz anderer Absicht tut [1]. Aber der Arzt trägt sie nicht um ihrer selbst willen vor, auch nicht nur, weil er sie durch eigene Argumente stützen kann — was wir hier über die Schweißbildung auf der Haut und über die Volumenverminderung des zunächst gefrorenen, dann wieder aufgetauten Wassers hören, ist gewiß geistiges Eigentum unsres Arztes, der selber die Beobachtungen und das Experiment vorgenommen hat [2] —; sondern er braucht die Theorie als Basis, um die praktische Frage nach der Natur und Bekömmlichkeit des Regen- und Eiswassers zu klären und um die Notwendigkeit, das Regenwasser abzukochen, zu begründen. Daß auch dieser ganze Abschnitt nicht etwa für Laien geschrieben ist, zeigt außer der exakt medizinischen Beschreibung der Lithiasis namentlich der Schluß von Kap. 7, wo genaue diätetische Vorschriften über den Genuß des Trinkwassers gegeben werden. Überhaupt haben wir hier die gleiche Verbindung von theoretischem und praktischem Interesse, von großer Linienführung und Beachtung der empirischen Gegebenheiten, die für den Abschnitt über die Pneumata charakteristisch war, und mit diesem verbindet unsern Teil nicht nur die gleiche Grundanschauung [1] und die gleiche Zielsetzung; auch im einzelnen lesen wir hier wie dort dieselbe Rubrizierung nach allgemeinen, Frauen- und Kinderkrankheiten (S. 60, 32 ff.; 64, 14. 22 ff.); auch hier wird daneben das Lebensalter der Erwachsenen berücksichtigt (60, 30 ff). Und ausdrücklich werden wir auf den vorausgehenden Teil verwiesen, wenn die Quellen nach ihrer Lage zur Sonne verschieden gewertet werden.

Jeder Versuch, diese Kapitel (7—9) aus der Schrift auszusondern, scheitert schon daran, daß eine besondere Untersuchung über die Wirkung des Trinkwassers auf den Organismus für das Thema der Schrift einfach unentbehrlich ist [2].

Zum Schluß der ganzen Untersuchung spricht der Arzt über den Einfluß der Jahreszeiten, deren lokalen Verlauf der Arzt erst bei längerem Aufenthalt studieren kann (10. 11). Entscheidend sind auch hier die vier Grundqualitäten, die im rechten Verhältnis zueinander stehen müssen, da jede Störung des Gleichgewichts Krankheiten verursacht und z. B. das Überwiegen der Feuchtigkeit den feuchten Naturen (den Frauen und den Phlegmahaltigen), ein Überschuß der trockenen kalten Qualität den Gallereichen Gefahr bringt. Ein normales Jahr schafft, wie zuerst kurz skizziert wird (S. 64, 30 ff.), den rechten Ausgleich. Der Anschluß an den Abschnitt über das Wasser bewirkt es wohl, daß besonders die saisonmäßigen Niederschläge als notwendig bezeichnet werden. Von der ebenso wichtigen Temperatur wird nur beim Winter gesprochen, der die rechte Mitte zwischen Milde und übergroßer Kälte halten soll. Analoges wird gewiß für den Sommer vorausgesetzt. Aber ausschlaggebend ist für unsern Arzt offenbar der Charakter des Winters und des anschließenden Frühjahrs. Denn dieser wird im Hauptteil von Kap. 10, der den anormalen Jahresverlauf mit seinen Folgen vorführt, besonders ausführlich charakterisiert. Folgt nämlich auf einen kalten, trockenen Winter ein nasser, vom Südwind beherrschter Frühling und setzt dann plötzlich die Sommerhitze ein, so ruft sie in dem zu feucht und schwammig gewordenen Leibe Fieber und bei feuchter Konstitution Dysenterie und ähnliche Erscheinungen hervor [1]. Fehlt es umgekehrt im Winter an der trockenen Kälte, die Leib und Adern zur Festigung brauchen, und folgt erst hinterher trocknes, kaltes Wetter, so bleiben im Frühjahr die zur Reinigung des Gehirns notwendigen Schnupfen und 'Katarrhe' aus, und statt dessen treten bei der plötzlichen Erwärmung im Sommer Abflüsse vom Gehirn her ein, die den feuchten Naturen Dysenterie, den Gallereichen trockne Augenkrankheiten bringen, während bei alten Leuten der Zustrom von Phlegma in die nicht genügend festen Adern zum Schlagfluß führen kann.

Damit sind die allgemeinen Gesichtspunkte für die Einwirkung der Witterung überhaupt aufgezeigt, und der Autor kann nun — ganz ähnlich, wie er im Abschnitt über die Pneumata verfuhr (vgl. S. 7) — von S. 66, 13 an die sonstigen Anormalitäten des Jahresverlaufs (Sommer und Herbst entweder beide regnerisch oder der Sommer trocken und nordwindlich und der Herbst regnerisch und südwindlich oder beide nordwindlich und regenlos) kurz erledigen. Wie in den Kap. 3—9 scheidet er allgemeine, Frauen- und Kinderkrankheiten [2], berücksichtigt das Lebensalter der Patienten (S. 65, 17. 30; 66, 15), und ausdrücklich erinnert er daran, welchen Einfluß die Lage des Ortes zu Wind und Sonne und die Beschaffenheit des Trinkwassers üben (66, 4).

Gleich im Eingang der ganzen Schrift hatte er neben dem allgemeinen Verlauf der Jahreszeiten als besonders wichtig die sie trennenden Einschnitte und den mehr oder minder plötzlichen Umschlag der Witterung bezeichnet [3]. Damit ist das Schlußkapitel (11) angekündigt, das die Mahnung bringt, die großen Jahreseinschnitte besonders zu beachten. Neben dem Prognostiker, der in Kap. 10 aus dem bisherigen Jahresverlauf Schlüsse auf die künftig zu erwartenden Krankheiten zog, meldet sich in 11 kurz der Therapeutiker zum Wort, der vor stärkeren Eingriffen an diesen 'kritischen' Tagen warnt.

Die wichtigsten Einschnitte werden durch den Lauf der Sonne bezeichnet. Aber ausdrücklich wird eingeschärft, daß der Arzt auch den Auf- und Untergang des Hundssternes, des Arkturus und der Pleiaden beobachten muß. Das soll uns sichtlich an die Einleitung des Buches erinnern. Wer dem Verfasser willig gefolgt ist, wird wirklich einsehen, daß die dort gestellte Forderung, die Gestirne zu beobachten (S. 57, 3), keine überflüssige 'Himmelsspekulation' bedeutete, sondern für den Mediziner eine eminent praktische Bedeutung hat.

Mit Kap. 11 ist nicht nur sachlich das in der Einleitung gestellte Thema zu Ende geführt; auch formal rundet der ausdrückliche Rückweis auf den Anfang das Ganze zu einer Einheit ab. Kap. 1—11 bilden eine vollständige, in sich geschlossene Schrift, ein Vademecum für Ärzte, die in der Fremde eine Praxis ausüben wollen. Bewußt verzichtet der Verfasser auf eine spezielle Diagnostik wie auf die Therapie einzelner Krankheiten. Auch Unterweisungen über die menschliche Natur gibt er nicht, sondern setzt z. B. die Scheidung der zwei Konstitutionstypen, der Phlegmahaltigen und der Gallereichen, als anerkannt voraus [1]. Mit thukydideischer Konzentration beschränkt er sich auf sein eigentliches Thema. Er geht von der Grundanschauung aus, daß der Mensch ein Glied des Kosmos ist und in diesem kein isoliertes Dasein führt, und will den Einfluß aufzeigen und ätiologisch verstehen lehren, den die lokal verschiedene Umwelt auf den menschlichen Organismus übt. Das tut er für seine Fachkollegen, weil er der Überzeugung ist, daß ohne diese Kenntnis eine erfolgreiche Praxis nicht möglich ist. Daraus erwächst auch die Forderung, daß der Arzt sich eine naturwissenschaftliche Allgemeinbildung, sogar ein gewisses Maß 'astronomischer' Kenntnisse aneignen muß. Das bedeutet nicht etwa eine Geringschätzung des medizinischen Fachwissens. Charakteristisch ist für den Autor vielmehr gerade die Verbindung von allgemeiner theoretischer Einstellung mit der scharfen Beobachtung der Einzeltatsachen, ebenso wie auch in seiner Darstellung die Herausarbeitung der großen Linien nie dazu führt, den empirischen Befund zu vergewaltigen. Aber er fühlt sich gedrungen, den Wert der allgemeinen Ausbildung so stark zu betonen, weil er die Widerstände kennt, auf die seine Methode stößt. Daß er diese ganz aus sich erfunden hat, besagen seine Worte nicht notwendig. Jedenfalls empfindet er aber das Bedürfnis, sich programmatisch, fast provozierend zu der vielbespöttelten 'Meteorologie' zu bekennen.

„So verhält es sich mit diesen Fragen. Ich will aber von Asien und Europa zeigen, wie sehr sie sich in allem voneinander unterscheiden, und von ihren Völkern, daß sie in ihrer körperlichen Erscheinung voneinander abweichen und einander ganz und gar nicht gleichen[1]." So beginnt überraschend Kap. 12. Formal ist der Übergang genau so gebildet wie bei Kap. 7 und 10[2]. Aber sachlich hatten wir dort den Eingang eines in der Einleitung vorgesehenen Teiles, der notwendig zur Ausführung des Themas gehörte. Hier ist dieses vollständig erledigt, und es setzt etwas völlig Neues ein, das mit der Praxis der Wanderärzte, für die Kap. 1—11 berechnet waren, nicht das Geringste zu tun hat. Die Worte, in denen dieses Neue angekündigt wird, entsprechen durchaus der Form, mit der in dieser Zeit ein selbständiges Buch beginnt[3], und das neue Thema wird mit aller Klarheit bezeichnet und scharf umrissen. Sehen wir zu, wieweit auch das Folgende diesen Charakter trägt.

Der Einleitungssatz hat bewußt das neue Problem in seiner ganzen Weite gezeigt. Gerade darum fügt der Autor sofort hinzu, auf alle Einzelheiten könne er nicht eingehen, sondern werde nur die Hauptpunkte erweisen. Die Ausführung beginnt er mit dem Stichwort 'Asien'; er stellt gleich als entscheidende Tatsache fest: „Asien ist Europa weit überlegen in den Landeserzeugnissen wie in den Menschen; alles gedeiht dort größer und schöner, und wie die Natur des Landes ist auch die Sinnesart der Menschen milder" und gibt die Kausalerklärung: „Ursache ist das gemäßigte Klima, die Ausgeglichenheit aller Elemente, die dort herrscht." Sofort schränkt er freilich dieses Urteil ein: „Das Gesagte gilt allerdings nicht für ganz Asien, sondern für den Teil, der gerade in der Mitte zwischen Kalt und Warm liegt"[4]; hier kann er sich aber nicht genug tun, um die Segnungen zu preisen, die von diesem ewig frühlingsmäßigen Klima auf Pflanzen, Tiere und Menschen ausströmen. Er denkt an die Küste Kleinasiens, an Ionien, von dem sein Zeitgenosse Herodot mit der gleichen Begeisterung rühmt, es gebe in der ganzen Welt kein Land, das einen so schönen Himmel und so schöne Jahreszeiten habe[5].

Uns überrascht es, wie der Verfasser die allgemeine Charakteristik Asiens sofort durch die Erklärung einschränkt, ja aufhebt, daß sie nicht auf den ganzen Erdteil zutrifft. Aber wir erinnern uns, wie auch im ersten Teile der Schrift die allgemeinen Grenzlinien gezogen und dann entsprechend dem empirischen Sachverhalt die Ausnahmen notiert wurden.

Der Segen der ionischen Landschaft hat aber auch seine Kehrseite. Auch die Menschen sind dort freilich ausnehmend groß und schön, „aber tapferes, ausdauerndes, straffes [1], energisches Wesen kann in einer solchen Natur nicht erwachsen". Das gedeiht nur, wo es die Natur dem Menschen nicht so bequem macht. Das muß der Autor natürlich kurz begründet haben; dann ist er aber wohl bald zu den weniger begünstigten Teilen Asiens übergegangen, zunächst zu dem heißen Süden, zu Ägypten und Libyen, die er nach einer damals noch weit verbreiteten Anschauung zu Asien rechnet. Leider ist dieser ganze Abschnitt in unsrer gesamten Überlieferung schon vor Galens Zeit verloren gegangen. Aristoteles hat ihn dagegen noch gelesen und in der Tiergeschichte (VIII 28) benützt. Mit seiner Hilfe können wir wenigstens vom Schluß noch eine Vorstellung gewinnen. Da hatte der Arzt nach der Schilderung des heißen, wasserlosen Klimas Gelegenheit genommen, die Mannigfaltigkeit der libyschen Tierwelt, von deren Mischformen man Fabelhaftes erzählte, rational zu erklären: Der Wüstencharakter zwingt die verschiedensten Tiere dazu, dieselben seltenen Wasserstellen aufzusuchen, und das führt dazu, daß sie die natürliche Scheu voreinander überwinden. So kommt es, daß Tiere verschiedenster Art sich begatten und die mannigfachsten Kreuzungen auftreten [2].

Vom äußersten Süden geht der Autor in Kap. 13 zum nördlichen Asien über, das für ihn wie für Hekataios bis zum Asowschen Meere reicht [3]. Diese Gegenden unterscheiden sich von den vorher besprochenen Teilen Asiens nicht nur durch die größere Kälte, sondern auch dadurch, daß stärkere Temperaturschwankungen vorkommen, die innerhalb des Gebietes starke Gegensätze in der Landschaft wie in der Natur der Bevölkerung verursachen. Das bedeutet eine neue Einschränkung des in Kap. 12 allgemein über Asien Gesagten. Denn dort hatte er die Asiaten als homogene Masse den Europäern gegenübergestellt und für

Ionien kurz angedeutet (S. 68, 5), daß Gleichmäßigkeit des Klimas Gleichmäßigkeit der Menschen nach sich zieht. Für den Norden Asiens gilt dieser Satz nicht. So ist es innerlich begründet, wenn er in Kap. 13 zunächst allgemein feststellt, daß die dortigen starken klimatischen Gegensätze notwendig auch Unterschiede in der Landschaft und weiter im Volkscharakter hervorrufen. Denn wie der rauhen Gebirgsnatur die rauhe Art der Gebirgsbewohner entspricht, so empfindet der Arzt auch sonst einen Parallelismus und einen inneren Zusammenhang zwischen der Landschaft und ihren Bewohnern [1]. Immerhin fühlt er wohl selber, daß sich dieser Gedanke nicht überall streng durchführen läßt. Deshalb begnügt er sich damit, kurz vier Haupttypen zu scheiden — in Europa werden wir ihnen wieder begegnen —, und geht dann zur konkreten Besprechung einzelner Völker über. Die Art, wie er dabei verfährt, ist charakteristisch. Er ist kein Geograph und denkt nicht daran, eine vollständige Aufzählung der dort hausenden Stämme zu geben. Nur zwei Völker greift er heraus, weil er an ihnen die Einwirkung der entscheidenden Faktoren demonstrieren kann. Bei dem einen tritt der Einfluß der Landesnatur am augenfälligsten hervor; das andere zeigt, wie neben dieser ein anderes Element einwirkt, das für das Denken dieser Zeit überall, bald als Komplement, bald als Gegensatz, neben die 'Physis' tritt. Das ist der Exponent menschlichen Willens, das Brauchtum, der 'Nomos'.

Beispiel für die Wirkung des Nomos sind die Makrokephalen, eines der Fabelvölker, mit denen die Phantasie der Reisenden die fernen Länder ausstattete. Die Einstellung unsres Arztes zu diesen Erzählungen ist die gleiche wie die des Milesiers Hekataios zu den Mythen: Er nimmt die Überlieferung, hier also die Existenz der eigenartigen Schädelform, als Tatsache hin, gibt aber — wie bei den Mischformen der libyschen Tierwelt — eine rationale Erklärung: Weil der lange Schädel als vornehm galt, suchten ihn die Mütter bei den Säuglingen durch künstliche Manipulationen zu fördern [2], und auf dem Wege der Vererbung wurde im Laufe der Generationen die durch den Nomos bewirkte Form zur Physis. „Heute werden sie freilich nicht mehr so geboren, weil der Brauch durch den Verkehr mit den Nachbarvölkern abgekommen ist." Bei den letzten Worten mögen wir daran denken, wie Herodot

IV 173 im Anschluß an die alte Erdkarte erklärt: „Nachbarn der Nasamonen sind die Psylloi", dann aber fortfährt: „diese sind aber auf folgende Weise zugrunde gegangen". Auch der Arzt kennt die Makrokephalen nur durch die literarische Tradition, führt aber gerade dieses Volk an, weil es ihm nicht auf eine beschreibende Ethnographie, sondern auf die natürliche Erklärung völkischer Unterschiede ankommt.

Den Beleg für die Einwirkung der Physis liefert die warme, ständigen Niederschlägen ausgesetzte Sumpflandschaft des vom Kaukasus kommenden Phasis (Rion), wo ein Übermaß von Feuchtigkeit die gesamte Vegetation und noch mehr die Eigenart der Menschen bestimmt: ihre schwammige Körperkonstitution, ihr ganzes Leben, das sich auf dem Wasser und in Pfahlbauten abspielt, ihre Abneigung gegen körperliche Anstrengung. „Der Rion wälzt seine lehmigen Fluten durch eine nur den feuchtwarmen Seewinden zugängliche Tiefebene, in der unzählige Gewässer den lockeren Boden bis zur Übersättigung durchfeuchten." „Intensive Sonnenbestrahlung erzeugt auf dem wasserreichen Tieflande eine wahre Treibhausatmosphäre und in ihrer Folge eine von Üppigkeit strotzende Vegetation." „Hie und da nimmt man herrliche Bäume wahr, mitten im Wasser stehend, . . . alle scheinen infolge der übermäßigen Feuchtigkeit zu kränkeln." „Inmitten von Tümpeln und Röhricht erhebt sich der hölzerne Wohnhausbau des armen Mingreliers; obwohl auf vier Pfähle gestellt, ragt das Häuschen nur wenig aus dem Sumpfe heraus" — so schildert 1901 Merzbacher in seinem Buche „Aus den Hochregionen des Kaukasus" I S. 66 und 279 ff. die Landschaft und fügt zur Kennzeichnung des indolenten Menschenschlages hinzu: „Mühelos gewährt ihm eine verschwenderische Natur, wessen er bedarf. Wozu sollte er arbeiten?" Bis in den Wortlaut hinein stimmt der moderne Reisende zum antiken Autor, trotzdem er von diesem nichts weiß — das sicherste Zeugnis, daß auch dessen Schilderung auf Autopsie beruht. Dabei sind die einzelnen Züge so scharf von einem bestimmten Blickpunkt aus beobachtet, eben vom Blickpunkt unsres Autors aus, daß man nicht an Vermittlung durch einen beliebigen Geographen denken kann. Es ist unser Arzt selber, der an Ort und Stelle den Zusammenhang zwischen Landschaft und Volkstum studiert hat [1].

Mit Kap. 15 ist die Übersicht über Asien und seine drei Hauptgebiete durchgeführt. Bei Nordasien hat der Autor als Empiriker auch die Unterschiede innerhalb der asiatischen Bevölkerung anerkannt. Aber nach Kap. 12 wollte er doch zeigen, daß Asien und der asiatische Mensch bei aller verschiedenen Ausprägung im einzelnen dennoch eine Einheit gegenüber Europa und dem Europäer darstellen. Es ist hohe Zeit, daß er uns diese These wieder zum Bewußtsein bringt, und das kann er nach Kap. 15 um so eher tun, weil er jetzt zu dem Punkte kommt, in dem sich für ihn Asiaten und Europäer am klarsten scheiden. Vorher hat er bei den Menschen vornehmlich die körperliche Natur ins Auge gefaßt. Den wesentlichen Unterschied bildet aber erst die seelische Haltung, und zu dieser geht er in Kap. 16 über: „So steht es mit dem Unterschied der Asiaten und Europäer in ihrer körperlichen Konstitution und Erscheinung; was aber den Mangel an Energie und Tapferkeit bei den Menschen angeht, daß nämlich die Asiaten weniger kriegerisch als die Europäer sind und sanfter in ihrer Sinnesart, so ist dafür der Grund folgender:“ [1] Das griechische Wort θυμός, das hier den Grundton angibt, ist für uns unübersetzbar. Es faßt all die emotionalen Regungen zusammen, die nicht der Befriedigung rein materieller Bedürfnisse dienen. Es bezeichnet die seelische Schicht, in der Aktivität, Energie, Mut, Zorn, das Streben nach hohen Zielen, das Gefühl für Selbständigkeit, Recht und Freiheit wurzeln. Dieser 'Thymos' fehlt den Asiaten. Die Tatsache betrachtet der Autor als anerkannt und will nach seiner Art wieder nur die Kausalerklärung geben. Dazu führt er einen Gedanken weiter aus, den er schon in Kap. 12 und 13 angedeutet hatte. Schroffer Wechsel der Jahreszeiten bewirkt nicht nur die Differenzierung von Landschaft und Völkern; er härtet auch die Menschen, erzieht sie zu festen, sich selbst behauptenden Persönlichkeiten. Die Gleichmäßigkeit des milden ionischen Klimas, die der Autor unwillkürlich auf ganz Asien ausgedehnt hatte, erspart dagegen dem Menschen Anstrengung und Abhärtung und lähmt dadurch die seelische Spannkraft, hindert die Entwicklung des Thymos. Das ist die Erklärung, die sich dem Arzte aus seiner naturwissenschaftlichen Einstellung aufdrängt. Aber dazu tritt noch eine zweite. Nichts fällt dem Griechen in Asien mehr auf als die monarchische Staatsform, und für seinen Freiheitssinn ist es selbstverständlich, daß Untertanen eines Despoten nicht ihre volle Kraft entwickeln und einsetzen. Neben der Physis macht also wie bei den Makrokephalen der Nomos seinen Einfluß geltend, und wieder stellt der Arzt fest, daß dieser sogar die Physis umzubilden vermag. Denn daß den Asiaten von Natur die Anlage zu Mut und Tapferkeit nicht fehlt, zeigen ihm die nicht monarchisch regierten Völker Asiens, bei denen er einen ausgeprägt kriegerischen Sinn findet.

Wieder sehen wir, daß der Autor nicht etwa seiner allgemeinen Theorie zuliebe die Ausnahmen beiseite schiebt. Sein gewissenhafter Tatsachensinn nötigt ihm sogar noch eine Schlußbemerkung ab, in der er unter Berufung auf Kap. 13 ausdrücklich nochmals innerhalb der großen Einheit der Asiaten Verschiedenheiten der einzelnen Völker anerkennt.

Mit Kap. 17 beginnt der Abschnitt über Europa. Er verhält sich zu dem über Asien genau wie die Kap. 5. 6 zu 3. 4. Der Aufbau zeigt beide Male dieselben Kategorien und einen gewissen Parallelismus, wahrt sich aber die durch die Sache geforderte Freiheit:

Asien (Kap. 12—16)

A. Natur und äußere Erscheinung (12—15) [1]
  I. Asien und die Asiaten als Einheit (12 S. 67, 17—25)
  II. Die einzelnen Teile:
    a) Der mittlere Teil (12 S. 67, 25—68, 9)
    b) Der Süden (große Lücke, Schluß von Kap. 12)
    c) Der Norden (13—15)
      α) Die Haupttypen der Völker (13)
      β) Charakteristische Einzelvölker (14. 15)
B. Der Mangel an Energie (Athymie) bei den Asiaten, bewirkt durch Physis und Nomos (16).

Europa (Kap. 17—24)

  I. Der Norden. Charakteristische Einzelvölker (17—22)
  II. Das übrige Europa (23. 24):
    a) als Einheit (23)
      α) Natur und äußere Erscheinung (S. 75, 26—76, 7)
      β) Ethos (emotionale Energie, Thymos), bewirkt durch Physis und Nomos (76, 7—23)
    b) Die Haupttypen der Völker (Kap. 24).

Entscheidend für die Verschiedenheit des Aufbaus ist nicht, daß in Europa der heiße Süden fehlt, sondern daß der charakteristische Zug nicht wie bei Asien die Gleichheit des Ganzen, sondern die Ungleichheit von Klima, Landschaft und Menschen ist. Damit verschieben sich von selbst die Kategorien. Ethnographische Vollständigkeit ist natürlich auch hier nicht erstrebt. Die ganze Schilderung läuft aus in eine Charakteristik der Haupttypen, „von denen aus man die Einzelerscheinungen beurteilen mag“. Dadurch ist es gekommen, daß diesmal die aus besonderen Gründen zu würdigenden Einzelvölker an den Anfang treten, was freilich auch schon deshalb nahe lag, weil auf diese Weise die Völker diesseits und jenseits des Asowschen Meeres wie auf der geographischen Karte zusammenrückten. Wenn so der Gesamtaufbau von einer Art Chiasmus beherrscht wird, so konnten wir die Vorliebe für diesen schon im ersten Teile der Schrift feststellen. So werden in Kap. 3 die Frauen- und Kinderkrankheiten vor denen der Männer, in Kap. 4 nach ihnen behandelt (vgl. S. 6).

Die Darstellung beginnt mit dem großen Nordvolk der Skythen, „die sich ebenso wie die Ägypter von der ganzen sonstigen Menschheit unterscheiden“ (Anf. von Kap. 18 und 19). Mit Bezug auf das Brauchtum hebt das schon Herodot an beiden Völkern hervor[1]. Der Arzt dehnt die Beobachtung auf die ganze Physis aus und gibt von seiner Grundhaltung aus die naturwissenschaftliche Erklärung, daß die einen unter dem Druck abnormer Hitze, die andern unter dem der Kälte stehen (18 Anf.). Vorher hören wir noch von einem einzelnen skythischen Stamme, den Sauromaten, die man wegen des kriegerischen Charakters ihrer Frauen in Verbindung mit den Amazonen brachte. Herodot läßt sie östlich des Tanais, also in Asien wohnen; er betrachtet sie nicht als eigentliche Skythen, sondern als ein Mischvolk und erzählt als Historiker eine vergnügliche Geschichte, wie dieses Volk aus der Liebesverbindung von Amazonen mit Skythenjünglingen hervorgegangen sei (IV. 21. 110—117). Den Naturwissenschaftler, der sie ausdrücklich nach Europa versetzt, interessiert anderes. Er erwähnt den Stamm aus dem gleichen Grunde wie vorher die Makrokephalen, weil er ihre abnorme Eigenart rational erklären kann: Auch hier wirkt der Nomos ein. Die rechte Brust fehlt diesen ‘Amazonen’ nicht etwa von Natur, sondern durch den Brauch, nach dem die Mütter ihren kleinen Töchtern die rechte Brust absengen, um alle Kraft in den Arm zu lenken [1].

Bei den übrigen Skythen schildert der Autor sofort ihre charakteristische Lebensweise, ihr Nomadentum [2]. Man hat sich darüber gewundert, zumal er als Stichwort μορφή = 'körperliche Erscheinung' voranstellt (S. 71, 24) und diese hinterher (72, 11) nochmals als sein Thema bezeichnet. Aber auch bei den Phasisleuten hat er zuerst von ihrer Lebensweise gesprochen, und in Kap. 18 ist der Grund für die Anordnung klar. Denn das Nomadentum mit seinem ständigen Reiten ist der am meisten ins Auge fallende Zug des Skythenvolkes und die Voraussetzung für alle Einzelheiten, die in Kap. 20—22 besprochen werden. Dann ist es aber auch nur in der Ordnung, wenn der Autor schon in Kap. 18 etwas aus der Natur des Landes vorwegnimmt, was die Vorbedingung dieser Lebensweise ist (S. 71, 27—29). Fast mit den gleichen Worten schickt Herodot (IV 47) seiner Schilderung des Brauchtums der Skythen eine Beschreibung der Steppenlandschaft voraus, die ihr Nomadenleben ermöglicht und erklärt.

Völlig klar werden uns die Motive des Autors, wenn wir an Kap. 19 herantreten, in dem er über das Klima Skythiens und seinen Einfluß auf die Bevölkerung spricht. Herkömmlich war die Gegenüberstellung von Skythien und Ägypten, und auch in unsrer Schrift würde uns diese sicher noch viel deutlicher werden, wenn nicht der Abschnitt über Ägypten, auf den der Verfasser selber mehrfach hinweist [3], verloren wäre. Um so auffälliger ist, daß wir das Bild, das er von den Skythen entwirft, zugleich sichtlich als Gegenstück zur Schilderung der Phasianer empfinden sollen. Zunächst scheinen die beiden Landschaften ganz verschieden. Am Phasis eine sumpfige Flußniederung, in Skythien das weite Steppengebiet, von zahlreichen Strömen durchzogen, aber nicht etwa versumpft, nach Norden zu bis zu den rhipäischen Bergen ansteigend. Am Phasis Menschen, die wie unsre Spreewälder auf dem Wasser zu Hause sind, im Wasser sich aus Schilf und Holz ihre Behausungen errichten und auf zahllosen Kanälen mit ihren Einbäumen fahren; dort viehzüchtende Nomaden, die in der ausgedehnten Steppe umherziehen und als Behausungen [4] Wagen haben, in denen die Familie wohnt, während die Männer auf den Pferden leben. Gemeinsam scheint beiden nur der negative Zug, daß sie kaum zu Fuß gehen [1]. Verschieden ist auch — hier spüren wir besonders stark die gleichen Interessen wie im ersten Teil der Schrift — das Trinkwasser, bei den einen warmes Sumpfwasser, bei den anderen Schmelzwasser aus Schnee und Eis, aber beide Male gleich ungesund, wie wir aus Kap. 7. 8 wissen. Klimatisch herrscht am Phasis schwüle Treibhausluft, in Skythien grimmige Kälte; denn der Nordwind kommt von schneebedeckten Bergen her. Sonnenwärme fehlt, ewig dauert der Winter.

Und doch verbindet eins die so verschiedenen Landschaften. Das sind die ständigen starken Niederschläge. Dicker, feuchter Nebel liegt dauernd über beiden Gebieten. Übermaß von Feuchtigkeit kennzeichnet darum auch die körperliche Konstitution der Menschen. Bei den Skythen kann der Autor für diese noch einen besonderen Beweis anführen, den — auch sonst für Nomadenvölker bezeugten — Brauch, daß sie, um die Feuchtigkeit herabzumindern, den Leib an verschiedenen Stellen brennen [2]. Bei beiden Völkern ist deshalb der Körper schwammig, ungegliedert, aufgedunsen, fett. Aber während am Phasis die Wärme wie in der Vegetation üppigen Wuchs und Größe hervorruft, sind die Skythen infolge der Kälte klein wie die Tiere des Landes [3], dafür aber breit gebaut, was durch ihre Lebensweise, das beständige Sitzen auf dem Pferde oder im Wagen, noch gefördert wird. Die Hautfarbe ist in der Nebellandschaft des Phasis blaß wie bei Gelbsüchtigen; in Skythien, wo die Sonne nur wenige Tage bräunt und die Kälte brennt, spielt sie ins Rötliche hinüber. Bei beiden gibt es im Jahre keine großen Temperaturunterschiede, so daß Abhärtung und Spannkraft ebenso fehlen wie größere individuelle Verschiedenheiten. In Skythien fällt dem an die sehnigen Männergestalten des Gymnasions gewöhnten Griechen noch eins besonders auf: Dort sind auch die Männer fett und bartlos, sodaß „sogar die Männer den Frauen und die Frauen den Männern gleichen" [4]. Zweifellos ist es ein mongoloider Typus, den der Arzt schildert. Damit ist freilich über die Rassenzugehörigkeit des gesamten Skythentums nicht entschieden [5]. Aber jedenfalls darf bei den Erörterungen über diese Frage die älteste physiognomische Schilderung des Volkes, die wir besitzen, nicht außer acht gelassen werden. Daß der Arzt diese Menschen mit eigenen Augen gesehen hat, werden wir nach dem, was wir bei der Schilderung der Phasislandschaft festgestellt haben, auch hier ohne weiteres annehmen.

Und nun ist wohl auch deutlich, warum der Autor gerade die Phasianer und die Skythen für eine genauere Beschreibung ausgewählt hat: Land und Leute scheinen ganz verschieden, und doch entdeckt das Auge des Forschers gemeinsame Züge und findet die Erklärung in dem Übermaße der feuchten Grundqualität, das in beiden Ländern herrscht. Beide Schilderungen zusammengenommen ergeben den besten Beleg für die Grundthese, daß das Klima Landschaft und Menschen bestimmt.

Teils mit der feuchten Konstitution der Skythen, teils mit ihrer Lebensweise hängen noch zwei Phänomene zusammen, die der Autor in Kap. 20. 21 bespricht.

Während man im allgemeinen über die Zahl der Skythen sehr verschiedener Ansicht war (Herod. IV 81), ist der Arzt von vornherein überzeugt, daß die Fruchtbarkeit des Volkes nur gering sein könne, da bei den Männern das Reiten den Geschlechtstrieb schwäche und bei den Frauen die schwammige Konstitution und der Mangel an Bewegung der Fortpflanzung ungünstig sei. Den Beweis für die letzte Behauptung führt er ähnlich wie S. 71,2 e contrario: Die zur Arbeit gezwungenen mageren Sklavinnen konzipieren sehr leicht.

Aus dem vielen Reiten, der Kälte und dem Tragen von Hosen will der Arzt auch das häufige Vorkommen von Impotenz ableiten (S. 75, 18 ff.). Das benützt er vornehmlich als Anlaß, um das auch von Herodot erwähnte Phänomen aufzuklären, das uns noch heute besonders aus Nordasien unter dem Namen 'Schamanentum' bekannt ist, das Vorkommen männlicher Individuen, die eine Art Geschlechtswechsel durchmachen, ganz wie Frauen leben und bei ihren Landsleuten im Rufe übernatürlicher Kräfte stehen[1]. Während Herodot vermerkt, daß die Skythen diese 'Weiberkrankheit' auf göttlichen Zorn zurückführen (I 105 IV 67), reizt es den Arzt auch hier, die natürliche Erklärung zu geben. „Durch das viele Reiten treten κέδματα (wohl Gelenkschwellungen an den Rückenwirbeln) auf[2]. Um diese zu heilen, öffnen die Skythen Adern hinter dem Ohr. Dieser Aderlaß kann Heilung bringen, aber auch die Samenstränge zerstören, so daß Impotenz die natürliche Folge ist.“ Zugrunde liegt die auch sonst begegnende Vorstellung von Adern, die hinter dem Ohr verlaufen und bis zu den Hoden und den Schenkeln führen, und die darauf basierende Methode, bei Gelenkschwellungen einen Aderlaß hinter den Ohren vorzunehmen, vor dem andre Ärzte deshalb warnten, weil diese Operation zur Impotenz führen könne [1]. Auf diesen medizinischen Theorien baut der Autor seine Hypothese auf. Daß es nur eine solche ist, schärft er durch dreimaliges 'mir scheint' ausdrücklich ein. Daß er selbst einen Schamanen gesehen habe, sagt er nicht. Das Motiv, das ihn bei diesem ganzen Kapitel (22) leitet, spricht er ausdrücklich aus: Er will zeigen, daß auch diese Krankheit wie alle anderen natürlichen Ursprungs ist.

Wollen wir den ganzen Abschnitt über die Skythen richtig würdigen, müssen wir nicht nur den über die Phasianer, sondern auch den verlorenen über Ägypten und Libyen heranziehen. Am Phasis herrscht die feuchte Wärme, in Skythien feuchte Kälte, im Süden trockene Hitze. So erhalten wir zusammen ein lebendiges Bild, wie die verschiedene Paarung der Grundqualitäten auf Land und Leute wirkt. Sie selber ist aber durch die geographische Lage, das Klima und die Sonne bestimmt. Die Auswahl der Einzelvölker ist also nicht zufällig; sie soll an konkreten Beispielen die Grundthese des Autors von dem Einfluß des Kosmos auf den Menschen erweisen. Als echter Sohn seiner Zeit vergißt dieser aber auch die eigene Einwirkung des Menschen durch den Nomos nicht, der sogar die körperliche Physis umzugestalten vermag. Stärker ist freilich noch der Einfluß, den dieser auf das Innere übt.

Der allgemeinen Schilderung Europas sind die beiden Schlußkapitel der Schrift gewidmet. Entscheidend ist, daß hier im Gegensatz zu Asien nicht Gleichartigkeit, sondern völkische Verschiedenheit das Gepräge gibt. So beginnt der Verfasser mit einer grundsätzlichen Klarstellung, wie die Unterschiede in Temperatur und Feuchtigkeit schon bei der Bildung des Fötus zur Differenzierung führen, sogar am selben Orte, noch viel mehr natürlich in klimatisch verschiedenen Gegenden [2]. Auf seelischem Gebiete erhält diese Tendenz zur Differenzierung freilich dadurch ein Gegengewicht, daß die in Europa vorhandenen starken Unterschiede der Jahreszeiten überall in gleicher Weise eine bestimmte Wirkung auf den Menschen üben: sie härten den Menschen ab und zwingen ihn zur Selbstbehauptung und Aktivität; allen Europäern ist deshalb im Gegensatz zu den Asiaten die kräftige Entwicklung des Thymos gemeinsam. Gestärkt wird dieser noch, wie wir in genauer Parallele zu Kap. 17 hören, durch den Nomos, die Staatsform. In Europa wohnen freie Menschen, die keinem Herrscher untertan sind und mit Einsatz aller Kraft um eigenen Siegespreis ringen.

Als Ergänzung zu diesem allgemeinen Teil bringt Kap. 24, wie zu erwarten, nicht eine Aufzählung der einzelnen Völker, sondern — ähnlich wie schon Kap. 13 — eine Scheidung von vier Völkertypen [1], in denen die Zusammengehörigkeit von Volkstum und Landschaft besonders augenfällig wird. Zum wasserreichen Hochgebirge mit seinen großen, wilden Menschen stehen im Gegensatz die Talkessellandschaften mit Wiesengrund, stickiger Luft und einem untersetzten, fleischigen Menschenschlag; neben dem glatten gutbewässerten Hochplateau, auf dem die Menschen hochgewachsen, aber sanfterer Art sind, finden wir unebene, wasserlose, starkem Temperaturwechsel ausgesetzte Gebiete, wo in hartem, straffem Körper eigenwilliger Sinn wohnt. Wie weit sich bei dieser Klassifizierung Theorie und Erfahrung mischen, ist schwer zu sagen. Persönlichen Anteil und eigene Beobachtung glaubt man am ehesten durchzufühlen, wenn der Arzt bei den 'hohlen' Tallandschaften viel länger verweilt und dabei auf sein Lieblingsthema, die Wirkung des stagnierenden Trinkwassers zu sprechen kommt [2]. Man hat an den Kopaissee und Boeotien gedacht. Aber 'hohl', κοίλη, heißt bei Herodot speziell Thessalien [3], und die Sumpfgegend der Boïbeis würde ein gutes Gegenstück zum benachbarten Pelion bilden, wo man noch heute einen Menschenschlag trifft, auf den die unmittelbar vorher gegebene Charakteristik der Gebirgsbewohner zutrifft.

Eine den ganzen Abschnitt abschließende Bemerkung prägt S. 77, 18 nochmals ein, daß es die starke Verschiedenheit im Charakter der Jahreszeiten ist, die auch beim Menschen die Verschiedenheit der äußeren und inneren Art bewirkt. Aber in derselben zwanglosen Form, die wir schon vorher beobachten konnten (S. 70, 20 und 75, 22), wird zu der scheinbar alleinigen Ursache plötzlich noch eine zweite nachgetragen: Auch Fruchtbarkeit oder Kargheit des Bodens und die Bewässerung üben Einfluß auf das Wesen des Menschen. Wo der Boden fruchtbar, fett und locker und gut bewässert ist und die Temperaturverhältnisse günstig sind, da sind die Menschen fleischig und von feuchter Konstitution, bequem und körperlicher Anstrengung abhold. Ist dagegen der Boden mager und schwer zu bearbeiten [1], im Winter gefroren, im Sommer ausgedörrt, so sind die Menschen sehnig, straff, arbeitsam, selbstbewußt bis zur Wildheit, intelligent und mutig. „Und so entspricht alles, was in einem Lande erwächst, der Art des Landes".

Herodot spricht am Schlusse seines Werkes die Lebenserfahrung aus, es sei nicht demselben Boden beschieden, gute Frucht und tapfere Krieger hervorzubringen. „Not macht erfinderisch, und Schwierigkeiten regen Geist und Tatkraft des Menschen an" — diese Erkenntnis wird gerade in dieser Zeit zum Grundpfeiler kulturgeschichtlicher Betrachtung [2]. Unser Arzt schloß den Hymnos auf das frühlingsmäßige Ionien mit der Feststellung, daß hoher Sinn und Arbeitskraft dort nicht gedeihen können. Kein Wunder, daß er nach der rein naturwissenschaftlichen Betrachtung zum Schluß auch diesem Gesichtspunkt noch Rechnung trägt [3]. Aus dem warmen Ton, den er dabei anschlägt, spricht der gleiche Stolz auf den Geist und die Tatkraft seines von der Landesnatur kärglich bedachten Griechenvolkes, der uns auch aus Herodots Worten entgegenklingt.

„Das sind", so schließt das Buch, „die größten Gegensätze in Körperkonstitution und Erscheinung; von ihnen aus zieh deine Schlüsse und beurteile das Übrige, dann wirst du nicht fehlgehen."

Die Kapitel 12—24 (B) bilden schriftstellerisch genau so eine geschlossene Einheit wie 1—11 (A). Beide Male wird ein bestimmtes Thema mit strenger Gliederung erschöpfend durchgeführt. Thema und Zielsetzung sind verschieden. A hat einen durchaus praktischen Zweck und wendet sich an einen abgegrenzten Leserkreis, an Ärzte, die in einer fremden Stadt praktizieren wollen. Auch der Verfasser von B ist Arzt; aber für Kollegen, die sich bei den Makrokephalen eine Praxis gründen wollen, schreibt er nicht. Sein Thema ist überhaupt nicht medizinisch. Der Unterschied von Asiaten und Europäern ist ihm Erlebnis geworden, und hier hat er ein wissenschaftliches Problem empfunden, dem er ohne irgendwelche praktischen Zwecke nachgeht. Und was er dabei als Lösung gefunden hat, das schreibt er für alle Landsleute nieder, die für solche rein 'theoretische' Fragen Interesse haben [1]. Das tut er nicht als beschreibender Geograph; nur auf einen Punkt kommt es ihm an, auf den Kausalzusammenhang zwischen Klima und Landschaft und dem Volkstum. Will man also seine Person mit einer wissenschaftlichen Etikette versehen, so mag man ihn einen 'Ätiologiker' nennen. Nur darf man dann nicht vergessen, daß die Frage nach dem Warum ein Grundzug hellenischen Wesens ist, und daß sie nicht nur die gesamte Fachwissenschaft und die Philosophie hervorgetrieben hat, sondern auf allen Lebensgebieten gestellt wurde und sich in den ätiologischen Legenden der Religion ebenso auswirkt wie in den Reden des politischen Lebens. Demosthenes spitzt seine Diagnose der politischen Zustände regelmäßig auf die Frage zu: „Was ist davon nun die Ursache?"

Unrichtig ist es darum auch, wenn Diller (WuA. 65) meint, erst Demokrit habe die theoretischen Voraussetzungen für den zweiten Teil unserer Schrift geschaffen, und darum den Verfasser dem demokritischen Kreise zurechnen will. Längst vor Demokrit haben die Mediziner Kausalerklärungen gesucht, und verständigerweise hat sich Demokrit selbst bei ihnen Belehrung geholt. So hat er z. B. die für die Vererbungslehre wichtige Theorie, daß der Same ein Extrakt des ganzen Körpers sei, von ihnen übernommen (Material bei Diller 58). Von ihnen stammt gewiß auch seine Behauptung (A 152), daß beim Südwind mehr Fehlgeburten vorkommen als beim Nordwind, weil durch den feuchten, warmen Südwind der Leib der Schwangeren aufgelockert werde und das Kind leichter in Bewegung gerate. Diller selber nimmt dies an und konstatiert eine 'schlagende Übereinstimmung' mit dem ersten Teile unserer Schrift. Dann ist es doch aber die gegebene Folgerung, daß Demokrit sich eben an unsern Arzt anlehnt, der den Fehlgeburten größte Aufmerksamkeit schenkt (S. 57, 25; 58, 33; 65, 22) und den Einfluß des Nord- und Südwindes genau in derselben Weise, aber als seine eigene geistige Leistung vorträgt. Nur vorgefaßte Meinung kann das Verhältnis umkehren wollen [2]. Dasselbe Bild ergibt der Gebrauch, den beide von dem Gegensatz Nomos-Physis machen. Wenn der Arzt bei den Makrokephalen zeigt, wie der Nomos die Kraft habe, selbst die Natur umzuschaffen, so erwächst das aus seinen eigenen medizinischen Anschauungen im Bunde mit der ursprünglichen Antithese von Volksbrauch und Natur [1]. Ein späteres Stadium ist es, wenn Demokrit B 33 ebenso wie der Dichter Euenos fr. 9 im Zeitalter der pädagogischen Debatten den Gedanken auf die Erziehung überträgt, die den inneren Menschen verändert „und durch Umgestaltung Natur schafft“ [2]. Die gleiche Entwicklung können wir endlich verfolgen, wenn wir schon hier einmal die vom selben Arzte verfaßte Schrift über die Heilige Krankheit heranziehen. Wenn es dort Kap. 14 heißt, daß wir bei unserm Urteil über das, was gut und was schlecht ist, teils dem Herkommen, dem Nomos, folgen, teils unserm persönlichen Empfinden für das Zuträgliche, so ist das noch ganz der alte Sprachgebrauch. Weiter geht Kap. 17: „Das Zwerchfell trägt fälschlich seinen Namen (nämlich in der übertragenen Bedeutung 'Verstand'), den es nur durch Zufall und durch den Nomos, die Gewohnheit der Menschen, erhalten hat, der aber kein wirkliches Sein bezeichnet“ [3]. Aber erst durch langen Wissenschaftsbetrieb wurde das Wort Nomos so abgeschliffen, daß Demokrit den Satz prägen konnte (B 125): „Nur nach der gewöhnlichen Annahme der Menschen, nach dem Nomos, gibt es Farbe, Süßes, Bitteres, in Wirklichkeit nur Atome und leeren Raum“.

Von den charakteristischen Lehren Demokrits, von seiner Atomistik findet sich in der Schrift über die Umwelt keine Spur, und von der materialistischen Geisteshaltung Demokrits ist der religiöse Sinn unsres Arztes, der die ganze Natur als göttlich ansieht — darüber später —, weit entfernt.

Ebenso wenig ist es aber berechtigt, den 'Ätiologiker' des zweiten Teiles zum 'Wanderarzt' von A in Gegensatz zu stellen. A verfolgt ein anderes, praktisches Ziel; aber die geistige Haltung ist die gleiche. Auch A gibt nicht nur Beschreibung, sondern fragt überall nach dem Warum, dem Kausalzusammenhang zwischen Umwelt und menschlichem Organismus, den der Arzt für Diagnose, Prognose und Therapie kennen muß. Noch augenfälliger ist die Übereinstimmung in den einzelnen sachlichen Fragen [4]. Hier wie dort herrscht dieselbe Grundanschauung: Der Mensch steht nicht isoliert für sich; er ist ein Teil des Kosmos und wird in seiner Physis wie in seinem augenblicklichen Zustande maßgebend von der Umwelt beeinflußt. Dieselben Faktoren sind es in A wie in B, die aus dieser Umwelt wirken: die Jahreszeiten mit ihrem Temperaturwechsel, die Himmelsrichtung, nach der hin der Ort liegt — wie in Kap. 5 die Ostlage, die der aufgehenden Sonne Zutritt gewährt, für die einzelne Polis am gesündesten ist, so wird unwillkürlich in Kap. 12 das bevorzugte Klima Asiens aus der Lage nach Osten erklärt —, endlich die Wasserverhältnisse. Über diese fallen in B nur kurze Bemerkungen; aber diese genügen eben deshalb, weil der Autor an die ausführlichen Erörterungen von A (Kap. 7—10) erinnern kann (S. 67, 28; 68, 25; 69, 26; 72, 31; 77, 8—10). Die Bodenbeschaffenheit des Landes und die von ihr beeinflußte Lebensweise der Bewohner, die in Kap. 1 kurz erwähnt werden, kommen erst in B zur vollen Geltung.

Gleich ist auch die Wirkung dieser Faktoren auf den Menschen. In B wie in A sind die Phlegmahaltigen und die Gallereichen die beiden Haupttypen der menschlichen Konstitution [1], in beiden entscheiden letztlich die vier Grundqualitäten Feucht Trocken Warm Kalt, und ihr rechtes Verhältnis, die Isomoirie, ist die Grundlage für Gedeihen und Gesundheit. Natürlich läßt sich das, was A für bestimmte geographische Breiten feststellt, nicht schematisch auf die Länder des Nordens und Südens anwenden. In den Gegenden, wo der Wanderarzt von A praktiziert, ist der Nordwind erfrischend kühl und trocken und strafft in den für ihn offenen Tälern den Körper der Menschen (Kap. 4); in Skythien fegt er naß und eisig von den ewig mit Eis und Schnee bedeckten Bergen über ein sonnenloses, nebliges, von vielem Regen heimgesuchtes Land und steigert dort den Feuchtigkeitsgehalt der Luft bis zu einem Grade, der die menschliche Physis in ganz anderer Weise bestimmt. Am Phasis herrscht feuchte Wärme. So treffen wir hier Übereinstimmungen mit der in Kap. 3 geschilderten Südlage (S. 70, 6. 8 vgl. 57, 12. 15; 69, 22 vgl. 57, 16), namentlich die feuchte, schlaffe Konstitution des menschlichen Körpers (70, 1 wie 57, 18. 20). Aber zugleich wirkt dort ein anderer Faktor ein: als Trinkwasser gibt es nur das warme stagnierende Wasser, dessen ungesunden Charakter wir aus Kap. 7 kennen [2]. Die blasse Farbe und die tiefe Stimme haben die Phasianer endlich mit den Griechen gemein, deren Stadt nach Westen zu liegt, und beide Male wird die gleiche Ursache angegeben, die neblige, unreine Luft, die sie atmen (S. 70, 3 wie 60, 2). Alle Kategorien von A kehren in B wieder, aber bei anderer geographischer Lage zum Teil in anderer Verbindung und darum mit geänderter Wirkung [1]. Nicht das Schema leitet, sondern die empirische Gegebenheit.

B faßt die Völker mit ihrer gesamten körperlichen und seelischen Art ins Auge, während in A das praktisch-medizinische Interesse am Einzelmenschen vorwiegt. Aber auch der Arzt von A blickte weit über die Zäune seines Faches und seiner Praxis hinaus. Selbst das Ethos des Menschen, das erst in B als gleichberechtigter Gegenstand der Untersuchung neben den Körper tritt, wird schon in Kap. 4 beachtet (S. 58, 27): „Ihr Charakter ist eher wild als sanft" heißt es von den Menschen, deren Stadt nach Norden liegt, und bei der Ostlage erweitert sich noch das Blickfeld: „An Gemüt wie an Intellekt sind sie den Menschen der Nordlage überlegen". Gerade in diesen Kapiteln häufen sich auch sonst die Anklänge an B. Von dem Einfluß der Luft auf die Klangfarbe der Stimme sprachen wir schon (S. 59, 19; 60, 2; 70, 2). Was wir 59, 21 über den frühlingsmäßigen Charakter der Ostlage hören, wird in Kap. 12 mit wörtlichem Anklang auf das Klima Ioniens angewandt [2].

Gleich ist auch der Stil beider Teile, gleich die Denkform, die Verbindung von Theorie und Empirie, das Streben nach der großen Linie und der allgemeinen Norm bei gewissenhafter Beachtung der Ausnahmen und Abweichungen, endlich die klare und scharfe Gliederung der Darstellung, die frei von aller Pedanterie bleibt. Kein Zweifel, daß derselbe Mann A und B verfaßt hat, ein Arzt, der mit seinem wissenschaftlichen Blick nicht nur die nächste Umgebung des Patienten erfaßt, sondern die ganze bewohnte Erde, ja den Kosmos umspannt.

Das Thema von A ist 'Umwelt und Gesundheitszustand', das von B — freilich mit besonderer Blickrichtung auf den Gegensatz der beiden Erdteile — 'Umwelt und Volkstum'.

A und B sind kompositorische Einheiten mit eigener Zielsetzung, aber innerlich in Gedankenwelt und Themastellung verwandt. Wir werden später noch sehen, daß wenige Jahrzehnte nach der Abfassung der Verfasser der Schrift über die Diät beide Teile nebeneinander benutzt, also wohl vereint gelesen hat. Ist es da wahrscheinlich, daß erst ein anderer diese beiden Werke des gleichen Verfassers zusammengefügt hat? Oder sollen wir die Erklärung lieber in den literarischen Produktionsbedingungen der Zeit suchen? Herodots Werk wird uns nur verständlich, wenn wir uns von der modernen Buchtechnik mit ihren äußeren Hilfsmitteln wie Anmerkungen und Bucheinteilung freimachen. Von der Editionsweise des fünften Jahrhunderts wissen wir herzlich wenig. Aber beim älteren Epos haben wir oft genug vor Augen, wie mit äußerlichem Übergang ein ganz neues Thema angeschlossen wird. In der Prosa hören wir bei einem Sophisten wie Protagoras eine Menge von Titeln, die man sich kaum als Überschriften selbständiger Bücher vorstellen kann. Noch Xenophon hat mit dem Eingang „Ich hörte ihn aber einmal auch ein Gespräch über die Hausverwaltung führen" formal den Anschluß an die Apomnemoneumata gesucht, obwohl der Oikonomikos eine völlig selbständige Schrift ist. Bei Theognis spricht viel dafür, daß er die Dichtungen seiner Spätzeit als Fortsetzung mit dem Kyrnosbuch verbunden hat (GGA. 1932 S. 429). Ein Beispiel aus anderem Kulturkreise: Catos Origines sind freilich vielleicht erst nach seinem Tode herausgegeben; aber daß er selbst die römische Geschichte der letzten Bücher als Fortsetzung an die ganz anders angelegten Gründungsgeschichten der italischen Städte angeschlossen hat, ist trotz (oder vielleicht wegen) des neuen Prooimions von Buch IV (fr. 77) im Altertum nie bezweifelt worden. In moderner Zeit gibt es Büchertitel wie Geffckens 'Kynika und Verwandtes'. Wilamowitz hat in seinem 'Aristoteles und Athen' an die Analyse der aristotelischen Schrift Untersuchungen und Beilagen angeschlossen, die mit ihr eben so locker verbunden sind wie in der hippokratischen Schrift B und A. Es ist im Grunde nur ein Unterschied der Editionstechnik, wenn Wilamowitz sie gesondert in einem zweiten Bande vorlegt, während der antike Autor seine zwei Abhandlungen durch einen formalen Übergang verklammert. Tiefer greift es, daß B und A wohl nicht gleichzeitig konzipiert sind. Nicht nur die Gestaltung zu zwei kompositorischen Einheiten, sondern auch die Problemverschiebung und die Erweiterung des Gesichtskreises sprechen dafür, daß B eine spätere Fortsetzung von A ist. In der Zwischenzeit mag der Arzt seine Studienreise nach dem Pontos gemacht haben.

DIE SCHRIFT ÜBER DIE HEILIGE KRANKHEIT

Daß die beiden in dem Buche über die Umwelt vereinigten Abhandlungen vom selben Verfasser herrühren, bestätigt sich endlich durch ihr Verhältnis zu der Schrift über die Heilige Krankheit. Was Wilamowitz 1901 in einer kurzen Anmerkung ausgesprochen hat (S. 16), ist seither zu einem Eckpfeiler der hippokratischen Forschung geworden: In Inhalt, Denkform und Stil stimmen diese Schriften so sehr überein, daß sie von demselben Arzte geschrieben sein müssen. Dieser Satz gilt aber für beide Abhandlungen der Schrift über die Umwelt in gleichem Maße.

Die Schrift über die Epilepsie, die der Volksmund die 'Heilige Krankheit' nannte, beginnt mit einer grundsätzlichen Polemik gegen die priesterlichen Charlatane, die ihre medizinische Unwissenheit und Unfähigkeit dadurch zu bemänteln suchen, daß sie diese Krankheit auf übernatürliche Einwirkung zurückführen. Ihnen stellt der Autor die programmatische Erklärung entgegen, daß diese Krankheit nicht mehr und nicht minder göttlich ist als die anderen, und daß sie ebenso wie diese ihren natürlichen Ursprung hat, den man kennen muß, um die Heilung, gleichfalls mit natürlichen Mitteln, zu finden. Kurz verweist er zur Begründung zunächst auf die Erblichkeit der Krankheit und ihre Beschränkung auf bestimmte körperliche Konstitutionen (die Phlegmahaltigen). Dann legt er im Hauptteil der Schrift (Kap. 3—13) das Wesen der Erkrankung dar. Er geht von den anatomisch-physiologischen Vorbedingungen aus: Das wichtigste Organ im menschlichen Körper ist das Gehirn. Dieses steht mit dem übrigen Leibe durch zahlreiche Adern in Verbindung, durch die nicht nur das Blut strömt, sondern auch die eingeatmete Luft den einzelnen Körperteilen zugeführt wird. Die Epilepsie entsteht nun dadurch, daß sich im Gehirn ein Übermaß von Phlegma bildet, das durch die Adern abfließt und, falls es nicht vom Blute 'überwältigt' und absorbiert wird, die Zirkulation von Blut und Pneuma hemmt und stört [1]. Auf diese ganz natürliche Weise erklärt sich, wie der Autor ausführt, die Entstehung der Krankheit ebenso wie ihr Verlauf, die einzelnen Symptome, die verschiedene Wirkung bei Kindern und Erwachsenen, endlich vor allem das Auftreten der Anfälle unter gewissen äußeren Bedingungen. Die unheilvolle Bildung von Phlegma im Gehirn und seine Sekretion erfolgen nämlich besonders unter dem Einfluß der Feuchtigkeit, die von außen bei nasser Witterung in den Körper eindringt. Darum ist für die zu der Krankheit Veranlagten der feuchte Südwind am gefährlichsten, zumal wenn er ohne Übergang nach nördlicher Windrichtung einsetzt. Aber auch ein plötzlich aufkommender Nordwind kann dadurch, daß er das Gehirn zusammenzieht und das ungesunde Phlegma aus ihm ausscheidet, den Abfluß bewirken. Überhaupt ist es der schnelle Umschlag der Luftströmungen und der Temperatur [2], der den akuten Anfall begünstigt.

Mit Kap. 13 ist die Erklärung bis zu einem gewissen Punkte abgeschlossen. Aber der Autor hat das Bedürfnis, seine Theorie noch weiter zu sichern und dem Kausalzusammenhang noch tiefer nachzuspüren. Er weiß genau, daß er mit seiner Erklärung nicht nur bei den Kurpfuschern, sondern auch bei der Mehrzahl seiner Fachgenossen auf Unglauben stoßen wird, weil sie nicht im Gehirn, sondern im Herzen oder im Zwerchfell, den φρένες, das Zentralorgan des Menschen suchen. So muß er genauer nachweisen, daß tatsächlich das Gehirn der Träger aller höheren Lebensfunktionen ist. Dorthin gelangt beim Atmen am reinsten die von außen kommende Luft, auf der das φρονεῖν, Leben und Bewußtsein, beruht. Der übrige Körper hat an diesem nur soweit teil, als ihm das Gehirn die eingeatmete Luft vermittelt. Das Gehirn 'verdolmetscht' aber auch alle Sinneseindrücke an die Xynesis, die kombinierende Intelligenz, in der sich die Einheit der geistigen Existenz des Menschen darstellt [3]. Von hier aus wird auch der ganze Körper gelenkt. Auge, Ohr, Zunge und Hand sind nur ausführende Organe.

Unter allen Organen des Körpers steht also das Gehirn in unmittelbarster Verbindung mit der Luft außerhalb des Menschen. Kein Wunder, daß es für jede Veränderung, die in dieser vor sich geht, in besonderem Grade empfindlich ist [1], und aus seiner besonderen Bedeutung erklärt sich auch leicht, daß es von sich aus den übrigen Körper in Mitleidenschaft zieht, daß es nicht nur Träger des Lebens, sondern auch die Ausgangsstelle der gefährlichsten Krankheiten ist (Kap. 17aE. = 3 Anf.).

So wird in den Kap. 14—17 nicht nur die zentrale Bedeutung des Gehirns gesichert, sondern zugleich die tiefere Erklärung für die in Kap. 13 festgestellte Tatsache gegeben, daß die epileptischen Anfälle am häufigsten beim Umschlag der Winde und der Witterung auftreten. Deshalb mußte der Arzt so ausführlich bei dieser Darlegung verweilen [2]. Um so schneller eilt er in Kap. 18 dem Abschluß zu. Kurz prägt er noch einmal seinen Grundgedanken ein, daß auch diese Krankheit natürlichen Ursprungs und mit natürlichen Mitteln zu heilen ist. Aber eine genaue Therapie gibt er nicht. Er verweist nur auf den allgemeinen Grundsatz, daß man die Krankheitsursachen durch ihr Gegenteil beheben müsse, und schließt: „Wer aber in den Menschen solche Veränderung hervorzurufen weiß und imstande ist, durch richtige Diät den Menschen feucht und trocken und warm und kalt werden zu lassen, der kann wohl auch diese Krankheit heilen, falls er den rechten Blick für die Anwendung der nützlichen Maßnahmen hat [3], ohne rituelle Reinigungen und Zaubermittel und alle sonstige Charlatanerie."

Ganz wie der erste Teil der Schrift über die Umwelt geht auch dieser Arzt von der exakten Beobachtung des Krankheitsverlaufes aus. Aber auch sein Ziel ist, die Ursachen der Krankheit und die kausalen Zusammenhänge zu ergründen. Gar kein Interesse nimmt er dagegen an der speziellen Therapie, weil diese sich für den wissenschaftlich gebildeten Arzt aus den allgemeinen Grundsätzen der Allopathie von selbst ergibt. Auch er gründet seine medizinischen Lehren auf die Überzeugung, daß der Mensch ein Glied des Kosmos ist, und auf die Erfahrung, daß auf seine Gesundheit der Zustand der Umwelt entscheidenden Einfluß übt. Auch alle einzelnen Grundlehren der anderen Schrift kehren bei ihm wieder: die Scheidung der zwei Konstitutionstypen, der Phlegmahaltigen und der Gallereichen (Kap. 2. 15), die vier Grundqualitäten, deren rechtes Gleichgewicht der Arzt bei einer Störung wieder herzustellen hat (14. 18), die Wirkung der Feuchtigkeit auf die Phlegmabildung im Gehirn und der Abfluß des Phlegma in Gestalt von 'Katarrhen' (3 ff.), ferner namentlich der Einfluß der Witterung auf den Körper, die spezifische Wirkung von Nord- und Südwind (13), endlich die entscheidende Bedeutung, die dem Wechsel der Winde und der Witterung zukommt (18). Im zweiten Teile der Schrift über die Umwelt kehren die Sätze über die Vererbung und den natürlichen Ursprung aller Krankheiten sogar wörtlich wieder [1].

Solche Wiederholungen haben wir in beiden Abhandlungen auch innerhalb derselben Schrift angetroffen. Sie gehören also zum Stil und zur Lehrmethode des Autors, der damit besonders wichtige Lehren einprägen ('Heil. Krankh.' 18 Anf. = 1 Anf.) oder auf die Gleichheit bestimmter Erscheinungen hinweisen ('Umwelt' 3. 4, vgl. S. 6) oder aber an früher festgestellte Forschungsergebnisse erinnern will, um daraus für einen neuen Tatbestand Folgerungen zu ziehen. Nun hat der Arzt die Vererbung gewiß zuerst bei seinen Patienten, den Epileptikern wie anderen Kranken, festgestellt, ehe er sie theoretisch dazu verwendete, die Weiterverbreitung der Langschädelform bei den Makrokephalen zu erklären (Umw. 14). Ebenso ist ihm gewiß die Tatsache, daß jede Krankheit ihren natürlichen Ursprung hat, in seiner eigenen Praxis zur festen Erkenntnis geworden, bevor er es unternahm, das Schamanentum seines übernatürlichen Ursprungs zu entkleiden (Umw. 22). Im zweiten Teil der Schrift über die Umwelt liegt also beide Male eine Anwendung und Übertragung von Kenntnissen vor, die der Arzt in seiner Praxis erworben und in dem Buche über die Heilige Krankheit vorgetragen hat [2]. Genau so steht zu diesem aber auch der erste Teil der Schrift (A). Hier wird die Epilepsie in Kap. 4 und 5 kurz erwähnt (S. 57, 26; 58, 25), und wir erfahren, daß sie am meisten in der Südlage, gelegentlich aber auch in der Nordlage vorkommt. Verständlich wird das erst durch das, was in der Spezialschrift Kap. 13 ausgeführt ist. Der starke Einfluß des Wechsels von Wind und Temperatur wird Umw. 1. 11. 12 vorausgesetzt, Heil. Krankh. 17 ist seine Ursache nachgewiesen. Die Wirkung von Nord- und Südwind wird Heil. Krankh. 13 durch die ganze Natur verfolgt; Umw. 3. 4 begnügt sich mit der Anwendung auf die menschliche Konstitution [1]. Der Schluß ist geboten, daß derselbe Mann zuerst über die Heilige Krankheit, dann über den Einfluß der Umwelt geschrieben hat. Beide Teile des späteren Buches stehen dabei zu dem früheren im gleichen Verhältnis.

Nur eines ist auffällig; das muß man Diller (WuA. 106) zugeben, der die beiden Teile der Schrift über die Umwelt verschiedenen Verfassern zuweist und deshalb nur A von demselben Manne geschrieben glaubt wie das Buch über die Heilige Krankheit: In B wird das Gehirn überhaupt nicht erwähnt. Aber auch aus den kurzen Bemerkungen in A würde man nicht entnehmen können, daß der Verfasser diesem Organ eine entscheidende Bedeutung beimißt. Zudem geht in B der Autor überhaupt nicht auf die speziellen Funktionen ein, die in der Schrift über die Heilige Krankheit das Gehirn hat; er redet nur von der seelischen Eigenart im ganzen, die ein Volk charakterisiert. Und da er sich auch sonst streng auf sein Thema konzentriert, mochte er auch in diesem Punkte stillschweigend seine älteren Ausführungen voraussetzen. Ein Widerspruch zu diesen besteht jedenfalls nicht. Vielleicht hat ihn auch das Bewußtsein, daß er mit seiner Lehre von der zentralen Bedeutung des Gehirns im Gegensatz zur Vulgäranschauung stand, davon zurückgehalten, auf dieses Problem bei einer These zurückzukommen, die sich auch unabhängig davon erweisen ließ.

Jedenfalls darf uns dieses Moment nicht an unserm Ergebnis irre machen: Derselbe Arzt hat zuerst die Schrift über die Heilige Krankheit verfaßt, dann für die Wanderärzte in einer neuen Abhandlung den Einfluß der Umwelt auf den Gesundheitszustand dargestellt (Umw. A) und dieser schließlich eine Fortsetzung gegeben (Umw. B), in der er den Unterschied zwischen Asiaten und Europäern aufzeigte, weil er sich diesen in erster Linie aus dem Einfluß erklärte, den die Umwelt auf das gesamte Volkstum ausübt.

DIE PERSÖNLICHKEIT DES VERFASSERS

In den Schriften über die Heilige Krankheit und über den Einfluß der Umwelt spricht eine scharf ausgeprägte Persönlichkeit zu uns. Aus der temperamentvollen, mit schneidendem Hohn und beißender Ironie gewürzten Polemik gegen die Priestermedizin, mit der die erste Schrift beginnt, glaubt man etwas von jugendlichem Ungestüm herauszuhören [1]. Aber das Feuer, das hier lodert, zieht seine Nahrung aus der Tiefe, aus dem leidenschaftlichen Widerspruch eines wissenschaftlichen Geistes gegen ein Pfuschertum, das mit dem höchsten Gute des Menschen ein freventliches Spiel treibt. Ihm stellt der Arzt den Satz entgegen, den er in der späteren Schrift nachdrücklich wiederholt: „Es gibt keine übernatürliche Krankheit. Alle Krankheiten haben einen natürlichen Ursprung; den muß man kennen, dann wird man die meisten auch heilen können."

Was dieses Programm für eine geistesgeschichtliche Bedeutung hat, darüber werden wir später noch zu reden haben. Zunächst wollen wir zusehen, wie der Arzt selber seine wissenschaftliche Aufgabe auffaßt und durchführt.

Mit exakter Genauigkeit beobachtet er Verlauf und Symptome der Krankheiten, registriert bei den Anfällen der Epileptiker das Wann, das Wie, die körperliche Konstitution, das Alter und das Verhalten des Patienten, vermerkt die etwaigen dauernden Folgeerscheinungen und gewinnt so aus der Summe der Einzelbeobachtungen das allgemeine Krankheitsbild. Aber das geht nur die äußere Seite an. Um in die inneren Vorgänge einzudringen und den Kausalzusammenhang zu erforschen, treibt er anatomische Studien, seziert Tierleichen, etwa das Gehirn drehkranker Ziegen (Heil. Krankh. 11), und sucht sich vor allen Dingen ein klares Bild vom Verlauf der Wege zu verschaffen, durch die im Körper Luft und Blut zirkulieren (Heil. Krankh. 3). Auf dieser Grundlage gewinnt er eine physiologische Erklärung für die natürliche Ursache der Erkrankung: Es ist das Phlegma, das sich im Gehirn bildet, bei der Sekretion in die Adern dringt und dort Zirkulationsstörungen und Lähmungserscheinungen hervorruft.

Nach der Analogie der sichtbaren Vorgänge wagt der Arzt sogar Schlüsse auf die Entwicklung des Fötus im Mutterleibe (Heil. Krankh. 5). Aber den Ausgangspunkt bilden immer empirische Feststellungen. Bei diesen beschränkt er sich nicht auf den Patienten und die eigentlichen Krankheitssymptome. Denn da für ihn eine der sichersten Tatsachen der Einfluß ist, den die Witterung auf den Organismus ausübt, dehnt er seine Beobachtungen auf das Wetter und weiter auf die ganze Umwelt des Menschen aus. Um sich über die Qualität und Bekömmlichkeit von Regen- und Eiswasser ein Urteil zu bilden, studiert er das Phänomen der Verdunstung am schwitzenden Körper wie an der Volumenverminderung des auftauenden Eisklumpens (Umw. 8). Am stärksten drängt sich aber in den Gegenden, wo er praktiziert, die Bedeutung der Winde auf. So stellt er fest, wie der Nordwind alles zusammenzieht und strafft; und wenn der Südwind sich auf das Land wirft, fühlt er nicht nur, wie in der Atmosphäre trüber Dunst den Schein der Sonne verdunkelt, er verfolgt auch die auflockernde, erschlaffende Wirkung, die von der feuchten Schwüle ausgeht und sich im Wasser des Brunnens und in den Weinkrügen des Hauses ebenso bemerkbar macht wie in der Pflanzenwelt. Selbstverständlich, daß auch im menschlichen Organismus dieser Wind eine analoge Wirkung üben muß (Heil. Krankh. 13).

Und von da aus drängt sich ihm die Erkenntnis auf: Der Mensch ist ein Glied des Kosmos, ein Glied jener großen Einheit, in der alle Teile in Kontakt miteinander stehen und die großen Veränderungen, die im Ganzen vor sich gehen, mitfühlen (vgl. S. 33) und mitleiden. Diese Erkenntnis gewinnt grundlegende Bedeutung für ihn, gibt seiner Weltsicht das Gepräge und bestimmt auch seine Stellung zu den bisherigen Ergebnissen der Forschung.

Daß er sich mit diesen genau vertraut gemacht hat, versteht sich von selbst. Am meisten verdankt er Alkmaion von Kroton, dessen Größe wir gerade von ihm aus in der richtigen Perspektive sehen [1]. Außer der allgemeinen Anschauung von dem rechten Ausgleich der Qualitäten, auf dem die Gesundheit beruht [2], übernimmt er von diesem besonders die Erkenntnis, daß das Gehirn das Zentralorgan des tierischen Organismus und beim Menschen der Sitz des Geistes ist, der die einzelnen sinnlichen Eindrücke der Außenwelt kombiniert und verarbeitet, und daß anormale Vorgänge im Gehirn in den dort einmündenden Sinnesorganen Verstopfungen und Unterbrechungen und damit Wahrnehmungsstörungen zur Folge haben können (Alkmaion Vorsokr. 24 A 5). Energisch verteidigt unser Arzt diese Lehre gegen die Fachgenossen, die mit dem Schlendrian der Vulgäranschauung das Herz oder das Zwerchfell für den Sitz des geistigen Lebens erklären (Heil. Krankh. 16). Auch in manchen Einzelheiten können noch wir den Einfluß des Alkmaion feststellen [3]. Aber unser Arzt denkt nicht daran, seinem Vorgänger sklavisch zu folgen. Aus der unbestimmten Zahl der entgegengesetzten Qualitäten, die Alkmaion angenommen hatte (A 3), hebt er vier Grundqualitäten heraus, die in der ganzen Natur und im menschlichen Körper entscheidende Bedeutung haben, und seiner Physiologie legt er — wohl im Anschluß an Herodikos von Knidos — die Alkmaion noch unbekannte Scheidung der zwei Konstitutionstypen, der Phlegmahaltigen und der Gallereichen, zugrunde [4]. Viel tiefer greift aber eine andre Umbildung der alkmaionischen Lehre.

Alkmaion stand im Banne der pythagoreischen Gedankenwelt. Für ihn war es ein fester Glaubenssatz, daß die Seele als ein Wesen sui generis dem Körper gegenüberstehe, und daß sie unsterblich sei wie die ewigen Gestirne, weil sie wie diese das Prinzip der Bewegung und des Lebens in sich trage (A 12). Unser Arzt gebraucht das Wort Psyche nur in Umw. B, wo er für einen weiteren Leserkreis nach der gewöhnlichen Denkweise Seele und Leib unterscheidet (S. 73, 1; 76, 13. 18; 77, 5. 26). In den 'psychologischen' Untersuchungen des ersten Teiles und der Schrift über die Heilige Krankheit meidet er das Wort offenbar mit Absicht. Denn für ihn ist die ganze Natur 'beseelt'; Träger aller seelischen Funktionen, aller Bewegung und alles Lebens ist die Luft, wenn auch in sehr verschiedener Abstufung. In den animalischen Organismus dringt sie namentlich durch die Atmung ein. Beim Menschen entfaltet sie sich in konzentriertester Form im Gehirn, und diese reinste

Luft ist es, die dort die Einheit des körperlichen und geistigen Lebens konstituiert, auf der unser Ichbewußtsein beruht (Heil. Krankh. 17). Eine 'Seele' als besonders geartetes Wesen ist für diese Anschauung überflüssig.

Auch hier ist fremder Einfluß nicht zu verkennen. Der Glaube, daß die Luft als lebendes und beseelendes Prinzip den ganzen Kosmos durchwaltet, ist gerade in dieser Zeit mit starkem Erfolge von Diogenes von Apollonia verkündet worden, von demselben Diogenes, dessen Lehre von der Regenbildung unser Arzt Umw. 8 mit Begeisterung aufgreift und für seine Zwecke verwertet. Diogenes war selbst medizinisch interessiert, und wenn er das Gehirn als Zentrum der Sinneswahrnehmungen erweist (Vors. 54 A 19), so hat offenbar schon er von Alkmaion gelernt. Aber eben darum wird es direkte Polemik gegen diesen sein, wenn Diogenes (B 4) geradezu als Thema seines Buches die These bezeichnet: „Die Menschen wie alle andren Lebewesen leben durch die Luft, die sie einatmen, und das ist für sie Seele und Denken" (vgl. B 5 S. 61, 15; A 8). Unser Arzt mochte ihm darin um so lieber folgen, weil ihm Diogenes noch in anderer Hinsicht den adäquaten Ausdruck für sein eigenes Empfinden bot. So wenig wie für Thales, dem die ganze Welt 'voll von Göttern' war, bedeutete nämlich für Diogenes seine Naturerklärung einen seichten Atheismus. „Ich sage geradezu, mir scheint die Luft Gott zu sein" erklärt er programmatisch (B 5), und die 'innere Luft' im Menschen kann nach seiner Ansicht deshalb eine Empfindung für die Außenwelt haben, weil sie selber „ein kleiner Teil der Gottheit ist" (A 19 § 42). Das ist die religiöse Haltung auch unsres Arztes. Ja, es klingt noch um einige Grade wärmer und gefühlstiefer, wenn dieser am Schluß der Schrift über die Epilepsie seine Erklärung über den natürlichen Ursprung aller Krankheiten wiederholt, aber nun hinzufügt, daß die Natur selber, aus der diese Krankheiten stammen, göttlich ist und darum alle Krankheiten in gleichem Maße menschlich und göttlich zu nennen sind. Das ist der Glaube, den er den priesterlichen Charlatanen entgegenstellt, die sich sehr fromm dünken, wenn sie die 'Heilige Krankheit' auf göttliche Einwirkung zurückführen und sich dabei vermessen, Gottes Willen durch Zauberei und Besprechung zu durchkreuzen.

Im ganzen dürfen wir also sagen: Unser Arzt baute in seiner

Wissenschaft auf dem von Alkmaion gelegten Grunde weiter; aber er ordnete die in seinem Fache erworbene Erkenntnis in die Weltanschauung ein, die sein Zeitgenosse Diogenes verkündete, weil er bei diesem die Verbindung von naturwissenschaftlichem Denken und religiöser Haltung fand, die er selber suchte, und weil der Philosoph ihm die Erklärung und die tiefere Begründung für die empirische Tatsache gab, die ihn medizinisch am stärksten beschäftigte [1]. Von Diogenes' Weltsicht aus verstand er nämlich ohne weiteres, wie es kam, daß der Mensch als Glied des Kosmos in unmittelbarster Wechselwirkung mit 'der Luft draußen' stand und von ihr seelisch wie körperlich den stärksten Einfluß erfuhr. Und seine eigenste Leistung ist es nun, daß er systematisch diese Erkenntnis zu erweitern und für seine medizinische Wissenschaft und Praxis fruchtbar zu machen suchte.

Den Einfluß der Witterung hatte natürlich längst jeder Laie am eigenen Leibe verspürt. Aber selbst Alkmaion hat, wie es scheint, nur beiläufig ausgesprochen, daß manche Krankheiten auch „aus äußeren Anlässen wie bestimmten Trinkwässern oder der Beschaffenheit des Landes oder körperlichen Anstrengungen entstehen" (B 4). Erst unser Arzt setzt gerade hier mit seiner wissenschaftlichen Arbeit ein und erblickt seine Aufgabe darin, den Einfluß der Umwelt auf den menschlichen Organismus nach allen Seiten hin zu erforschen. Die Monographie über die Epilepsie hat er nicht als Facharzt für Geisteskrankheiten geschrieben, sondern zunächst deshalb, weil er an ihr die Grundsätze wissenschaftlicher Forschung im Gegensatz zum Pfuschertum entwickeln konnte. Aber schon hier geht er weit über die Erfordernisse des Themas hinaus, wenn er auf die eigentümlichen Wirkungen des Nord- und Südwindes in der ganzen Natur zu sprechen kommt (Kap. 13); und im Schlußkapitel nimmt er Gelegenheit, auf Temperatur und Sonnenstrahlung als die Faktoren hinzuweisen, die den Gesundheitszustand bestimmen. Und dieses Interesse hat seiner weiteren Forschung die Richtung gewiesen. In seiner Praxis, die ihn weit in Griechenland herumgeführt hat, wird ihm die Bedeutung der Umwelt immer klarer. Diese ist lokal sehr verschieden; aber immer wieder stößt er auf dieselben entscheidenden Faktoren: die vorherrschende Windrichtung, die Beschaffenheit des Trinkwassers und den Jahresverlauf mit seinen Temperaturunterschieden und plötzlichen

Wetterumschlägen. „Darüber muß Bescheid wissen, wer die Medizin richtig betreiben will." So entschließt er sich, in einer neuen Schrift (Umw. A) das Wesen dieser drei Faktoren und ihre Bedeutung für den menschlichen Organismus wissenschaftlich darzustellen. Er weiß, daß die bloßen Routiniers unter seinen Kollegen es als verstiegenes Gerede bezeichnen werden, wenn er dabei vom Arzte sogar Beschäftigung mit der Astronomie fordert. Aber das macht ihn in seiner Überzeugung nicht irre. Auch für den gewöhnlichen praktischen Arzt ist eine allgemeine wissenschaftliche Ausbildung in seinen Augen unentbehrlich.

Persönlich hatte er noch viel weitergehende, rein 'theoretische' Interessen. Wie sein älterer Zeitgenosse Herodot und so mancher andre Kolonialgrieche vor ihm hatte er den Wandertrieb in sich. Es reizte ihn, Forschungsreisen in die Ferne zu unternehmen. Dabei mochte ihn zunächst der Wunsch leiten, als Mediziner die klimatischen Verschiedenheiten auf weitestem Raume zu studieren. Aber er war der echte Arzt, der den Patienten als ganzen Menschen, als leiblich-seelisches Gesamtwesen ins Auge faßt, und schon in seiner zweiten Schrift deutete er an, wie die Nord- und Südlage auch auf die Sinnesart und den Geist der Bewohner verschieden einwirken (vgl. S. 7). Jetzt wurde ihm lebendige Erfahrung, daß nicht nur der einzelne sondern auch das ganze Volk von Umwelt und Klima bestimmt wird, in seiner körperlichen wie in seiner seelischen Eigenart. Für die Verschiedenheit der Völker hatten sich die Griechen auf ihren Fahrten von jeher interessiert. Schon die Odyssee erzählte von den vielen Menschen, deren Städte ihr Held sah und deren Sinn er kennenlernte, und seitdem war eine reiche geographisch-ethnographische Literatur entstanden. Auch auf den Zusammenhang zwischen Land und Volk hatte man schon längst geachtet. Wenn Herodot das Nomadenleben der Skythen schildern will, spricht er zunächst von der Steppenlandschaft, die dafür die Voraussetzung bildet (IV 47). Andre werden Ähnliches festgestellt haben. Auch auf diesem Gebiete hat unser Autor die Schriften seiner Vorgänger sorgfältig studiert; aber es ist seine persönliche wissenschaftliche Leistung, daß er all das Material, das er durch Autopsie oder Lektüre gesammelt hatte, benützte, um den einen großen Gedanken, der ihm aufgegangen war, systematisch durchzuführen und wissenschaftlich zu erweisen. Das ist der Zusammenhang des Volkstums mit der Umwelt, mit Landschaft und Klima, den er zum ersten Male grundsätzlich erfaßt und in die Wissenschaft eingeführt hat. Diese Erkenntnis war wirklich wichtig genug, um sie in einer neuen Monographie (Umw. B) der gebildeten Welt vorzulegen.

Sein eigentliches Thema hat er in dieser Schrift dahin formuliert, er wolle von Asien und Europa, von Asiaten und Europäern in ihrer Gegensätzlichkeit reden. Die geographische Scheidung der beiden Erdteile war seit Anaximanders Erdkarte geläufig [1]. Unser Arzt nimmt sie auf, obwohl er sich völlig klar ist, daß er nur schematisch eine große Grenzlinie zieht, daß weder Europa noch Asien in sich eine unterschiedslose Einheit bildet und daß mannigfache Fäden zwischen beiden Erdteilen hin und her laufen. Was ist es also, das die Einheitlichkeit des Eindrucks bewirkt, hinter der die Einzelzüge verschwinden? Daß die klimatische Charakteristik, die er in Kap. 12 von Asien gibt, nur auf die Mitte des Erdteils zutrifft, sagt er sofort selber. Der Begriff der Rasse liegt ihm natürlich noch ganz fern, und er denkt nicht daran, die Skythen als 'Mongolen' von den übrigen Europäern zu sondern. Es ist letztlich offenbar ein anderes Moment, das ihn zu der scharfen Scheidung führt. Das ist der Gegensatz der seelischen Haltung, des 'Thymos' und der 'Athymie' (Kap. 16 und 23), der Gegensatz zwischen den tatkräftigen, selbstbewußten Europäern, die als freie Männer ihre Vollkraft einsetzen, und den schlaffen, bequemen Asiaten, die sich willig dem Joch des Despoten beugen, aber keinen Anlaß haben, sich für diesen anzustrengen. So hat diesen Gegensatz zuerst die Salamisgeneration empfunden. Aischylos hat ihn in den Persern seinen Athenern als gottgewollte Gegebenheit vor Augen geführt, um ihnen von da aus den Sinn ihres Sieges zu deuten. Herodot hat ihn benützt, um ganz Hellas das historische Verständnis für den Ausgang des Krieges zu erschließen. Der naturwissenschaftliche Denker ist anders eingestellt. Er sieht den Unterschied der Umwelt, der den Unterschied des Volkstums bedingt. Aber Durchschlagskraft gewann dieser Gedanke auch bei ihm erst durch das nationale Erleben. Durch dieses kam er dazu, die Menschheit in Asiaten und Europäer aufzuteilen. Wir werden die Scheidung als schematisch und unzulänglich empfinden, weil unser Blick für Volkstum und Rasse geschärft ist. Aber steigt nicht auch bei uns noch eine ganz bestimmte Vorstellung auf, wenn wir die Worte 'Orientale' und 'Abendländer' hören?

In den drei Schriften spiegelt sich eine folgerichtige Entwicklung [1]. Aber durch sie hindurch zeichnet sich scharf das Bild einer festen, in sich geschlossenen Persönlichkeit ab. Der Verfasser ist ein Arzt, der mit seiner Kunst durchaus dem Leben dienen will, aber durch den Hang zur geistigen Schau, zur θεωρία, weit über den Bereich des Praktisch-Nützlichen hinausgeführt wird. Er ist ein Forscher, der vom empirischen Befund ausgeht und exakte Beobachtung auf breitester Basis treibt, aber nie bei den äußeren Tatsachen stehen bleibt, sondern überall die Frage nach dem Warum stellt und nach der Erkenntnis des allgemeinen Gesetzes strebt. Er ist endlich der weitblickende Denker, dessen Grübeln über die Kausalzusammenhänge erst dann zur Ruhe kommt, wenn er den ganzen Kosmos umspannt und den Menschen als Glied dieses Weltganzen erkennt und versteht. In allem ein rechter Zeuge hellenischen wissenschaftlichen Geistes [2].

Natürlich ist nicht alles, was er vorträgt, seine eigene Entdeckung. Er steht mitten im lebendigen Wissenschaftsgetriebe und hat es für seine Pflicht gehalten, das Wertvolle, das seine Vorgänger gefunden hatten, aufzunehmen und weiterzugeben. Aber alle Anregungen, die er empfängt, wandelt er in eigenen geistigen Besitz und verwendet sie als Material, um die neuen Probleme, die er selber stellt, zu lösen. Wir müssen uns auch gegenwärtig halten, daß die drei besprochenen Schriften gewiß nur einen kleinen Ausschnitt aus seiner wissenschaftlichen Arbeit darstellen, und gelegentliche Bemerkungen zeigen uns, wie er von seinem speziellen Thema aus auch fernerliegende Dinge in neuem Lichte sieht.

Der wichtigste Beweis für den natürlichen Ursprung der Epilepsie ist ihm die Erblichkeit: „Der Ausgangspunkt liegt wie bei den andren Krankheiten im Geschlecht. Denn wenn von einem Phlegmahaltigen ein Phlegmahaltiger und von einem Gallereichen ein Gallereicher und von einem Schwindsüchtigen ein Schwindsüchtiger und von einem Milzsüchtigen ein Milzsüchtiger erzeugt wird, was hindert dann, daß, wenn Vater und Mutter an Epilepsie litten, auch einer der Nachkommen daran leidet? Der Same geht ja von allen Teilen des Leibes aus, von gesunden Eltern gesund, von krankhaften krankhaft.“ (Heil. Krankh. 2, wörtlich wiederholt Umw. 14.) Mit diesen Worten wird jedenfalls für unsere Kenntnis zum ersten Male in der Welt die Erblichkeit von Gesamtkonstitution und einzelnen Eigenschaften des Körpers wissenschaftlich festgestellt, und wir dürfen darin unbedenklich die eigene Entdeckung unsres Arztes sehen. Dafür spricht nicht nur der Wortlaut, es stimmt auch ganz zu seiner sonstigen Art, wie hier empirische Einzelbeobachtungen zur allgemeinen theoretischen Erkenntnis erhoben werden [1].

Und wenn er nun in seiner Entdeckerfreude meint, auch die Entstehung der Langschädelform bei den Makrokephalen damit erklären zu können, daß die ursprünglich durch künstliche Manipulation bewirkte Gestalt des Kopfes sich vererbt habe (Umw. 14), werden wir ihm wohl keinen Vorwurf daraus machen dürfen, daß er noch nicht zwischen ererbten und erworbenen Eigenschaften unterscheidet.

Das ist das Bild, das wir von dem Wesen des Mannes aus seinen Schriften gewinnen. Können wir über ihn auch äußere Daten ermitteln?

Bei der Frage nach seiner Heimat ist leider das Wichtigste ein negatives Moment. Das Meer wird merkwürdigerweise in den Schriften nur ganz beiläufig einmal erwähnt (Heil. Krankh. 13 Umw. 8). Von Seeluft und Seewind ist bei diesem Arzte, der eine Klimatologie entwickelt, mit keinem Worte die Rede. Daß das kein Zufall ist, lehrt am besten die Schrift von der Diät, die in Kap. 37. 38 die Theorie unsres Autors über Ortslage und Winde ergänzend und berichtigend weiterführt und dabei besonders das Inselklima und die verschiedene Wirkung des See- und Landwindes bespricht [2]. Unser Arzt kann die für ihn entscheidenden Beobachtungen nicht auf den Inseln angestellt haben. Und als er die Reise nach dem Pontos machte, stand seine Theorie offenbar für ihn schon so fest, daß er sich durch die neuen Eindrücke nicht von ihr abbringen ließ. Nach Umw. A wird man annehmen, daß er sie sich in einer vielgegliederten Landschaft, wohl des Mutterlandes, gebildet hat. Aber wenn er im zweiten Teile der Schrift (Kap. 23) ein gewisses Interesse an den ‘hohlen’ Landschaften zeigt (vgl. S. 24) und das dort Gesagte auf Böotien oder Thessalien paßt, reichen solche Indizien zu sicheren Schlüssen nicht aus.

Bestimmter können wir über seine Zeit urteilen. Der Stil des Autors ist anerkanntermaßen nur im fünften Jahrhundert denkbar [1], und ihn nicht ganz an dessen Ende zu rücken empfiehlt die Art, wie er von der Antithese Physis—Nomos Gebrauch macht (vgl. S. 27). Wenn er Diogenes' Theorie über die Regenbildung im achten Kapitel seiner zweiten Schrift mit solcher Frische und Begeisterung vorträgt, möchte man glauben, sie sei für ihn ebenso etwas Neues gewesen wie für Aristophanes, der sie 423 in seinen 'Wolken' den Athenern in komischer Verzerrung darbot. Das Verhältnis zu Herodot ist leider nicht eindeutig zu bestimmen. Bei der Schilderung der Sauromaten gehen beide auf die ältere ethnographische Literatur zurück (vgl. S. 20[1]). Anders wird man aber urteilen müssen, wenn es Umw. 18 (S. 72, 2) von den skythischen Rindern ohne Begründung heißt: „Sie haben nämlich keine Hörner infolge der Kälte."[2] Denn diese Erklärung trägt Herodot IV 29 als eigene Hypothese vor, die er durch persönliche Argumentation stützt. Hier hat also der Arzt wohl Herodot selbst herangezogen, während er sonst auf die ausführlichere geographische Literatur zurückgriff. Ein sicheres Indizium für die Zeit ergibt sich aber daraus nicht.

Dagegen können wir aus einer anderen Stelle für die Entstehung von Umw. B wenigstens die obere Zeitgrenze festlegen. Kap. 22 enthält nämlich ein Euripideszitat, das völlig sicher ist, obwohl man es sonderbarerweise bisher nie bemerkt hat. Um den Glauben an den übernatürlichen Ursprung der skythischen 'Weiberkrankheit' zu widerlegen, stellt sich der Arzt auf den Boden der Volksreligion und verwendet als Beleg den Vers, den Aphrodite im Prologe des Hippolytos spricht: „Es freut die Götter, wenn der Mensch sie ehrt", indem er jedes einzelne Wort in seine Argumentation ganz so verflicht, wie es nicht lange danach Plato im Gorgias S. 486 mit Versen aus Euripides' Antiope tut [3]. Also ist die letzte der drei Abhandlungen nach 428 verfaßt. Damit erledigt sich Wilamowitz' Annahme, sie sei in perikleischer Zeit entstanden. Auch die Schrift über die Heilige Krankheit wird man sich dann nicht gern vor 430 geschrieben denken. Andrerseits dürfen wir nach dem Gesagten auch nicht zu tief hinabgehen. Am ehesten kommen für die Abfassung der drei Schriften die Jahre 430—415 in Betracht.

DER WISSENSCHAFTLICHE EINFLUSS DES VERFASSERS

Die Wirkung, die dieser Arzt mit seinen kurzen Schriften gehabt hat, ist außerordentlich stark gewesen. Die Lehre von dem kausalen Zusammenhang zwischen Klima, Landschaft und Volkstum, die er mit Hilfe des von der beschreibenden Ethnographie gelieferten Materials zuerst wissenschaftlich formulierte, hat einen Goethe nach der italienischen Reise zur Anwendung gereizt und ist noch heute als Umwelttheorie von Bedeutung, wenn auch die moderne Völkerkunde die Konstanz von Volk und Rasse ganz anders einzuschätzen gelernt hat. Es tut auch der Leistung des antiken Arztes keinen Eintrag, wenn schon im Altertum seine Ergebnisse erweitert, vertieft und umgestaltet worden sind. Plato, der in der Politeia — freilich nur im Hinblick auf sein nächstes Ziel — die Menschennatur einheitlich faßt und von diesem Standpunkt aus die eine ideale Staatsform entwickelt, erkennt später in den Gesetzen (750) ausdrücklich an, daß der Gesetzgeber auf die körperliche und seelische Verschiedenheit der Volksindividualitäten Rücksicht nehmen müsse; und wenn er die Unterschiede auf die Wirkung der Winde und der Sonnenwärme, des Wassers und der aus dem Boden entsprießenden Nahrung zurückführt, so macht er sich die Gesichtspunkte des Arztes zu eigen. Dasselbe Problem behandelt Aristoteles in seiner Theorie vom Idealstaat (VII 1327 b 20 ff.). Anknüpfend an die Anforderungen, die Plato an den Charakter seiner 'Wächter' gestellt hatte, verlangt er von den Bürgern die Verbindung von Intelligenz und Tatkraft, betrachtet diese Eigenschaften aber nicht als eine seelische Haltung, die durch richtige Erziehung überall geweckt werden könne; vielmehr sei diese an bestimmtes Volkstum gebunden.

Die Völker der kalten Gegenden und die in Europa hätten nämlich den 'Thymos' in vollem Maße, ständen aber an Intelligenz und Gestaltungskraft zurück [1]. Sie seien deshalb frei, aber zur wahren Staatsgemeinschaft der Polis nicht geeignet; die asiatischen Stämme hätten Intelligenz und Gestaltungskraft, entbehrten aber des Thymos; sie lebten deshalb dauernd in Untertänigkeit und Knechtschaft. Nur in Hellas, und auch da nicht bei allen Stämmen, finde sich die rechte Mischung. Platonische Psychologie, hellenisches Selbstbewußtsein und die aristotelische Lehre von der rechten Mitte haben sich hier zu einer Neuschöpfung vereint; aber die hippokratische Scheidung zwischen europäischem 'Thymos' und asiatischer 'Athymie' (Umw. 16 und 23, S. 70, 11 und 76, 8) gibt die Grundfarbe des Bildes. Die Erweiterung des geographischen Horizontes hat dann dazu geführt, daß der Thymos immer mehr zum Kennzeichen der Nordvölker wurde, und die Theorie hat ihrerseits dazu beigetragen, das Bild, das man sich von diesen Völkern machte, zu formen. Wichtiger wurde noch, daß ein Mann wie Poseidonios die Einseitigkeit der Betrachtung, die der Theorie von ihren medizinischen Ursprüngen her anhaftete, überwand und die Volksindividualität von einer einheitlichen Mitte aus im inneren Zusammenhang mit der gesamten Natur ihres Wohnsitzes begreifen lehrte. Aber auch er ist auf dem Wege weiter gegangen, den unser Arzt gewiesen hatte, und er ist von diesem vielleicht stärker beeinflußt, als wir mit unsern Mitteln nachweisen können. Wenn für Poseidonios die ganze Natur belebt und beseelt ist und alle Teile des großen Kosmos in innigem Kontakt miteinander stehen, so ist er jedenfalls ein Geistesverwandter unsres Arztes [2]. Noch Tacitus endlich hat bei den Vorstudien für seine Germania unsre Schrift gelesen, und nicht nur in der berühmten Charakteristik „Tantum sui similis gens" wirken die Anregungen nach, die er von dort empfangen hat [3].

Mindestens ebenso stark ist der Einfluß gewesen, den der Arzt auf seine Fachgenossen geübt hat. Allerdings war das wissenschaftliche Leben auch unter den späteren Medizinern so rege, daß man nicht daran dachte, sich den Ansichten einer Autorität sklavisch zu beugen. Aber was in der Schrift über die Umwelt Kap. 7—9 über das Trinkwasser ausgeführt wird, hat bis in die tiefe Kaiserzeit als die klassische Darstellung gegolten, so eifrig man auch über die Einzelpunkte stritt [1]. Das Kap. 8 mit seinen Beobachtungen über den Schweiß hat schon Diokles für die medizinische Praxis verwertet [2]. Aristoteles hat in der dort vorgetragenen Verdunstungstheorie seine eigene Lehre von der Anathymiasis wiedergefunden und sogar das Experiment mit dem auftauenden Eisklumpen genau wiedergegeben (fr. 214 = Gellius XIX 5). Im Peripatos hat man auch die Lehren, die wir Umw. 10 über den Einfluß des Jahresverlaufs auf die Gesundheit lesen, für die eigene Forschung zugrunde gelegt und von da aus neue Lösungen der Probleme versucht [3]. Dieses zehnte Kapitel hatte aber auch schon viel früher kanonische Geltung. Bereits die hippokratische Aphorismensammlung hat entscheidende Abschnitte mit meist wörtlichem Anschluß aufgenommen [4].

Welches Ansehen diese Schrift auch sonst sofort bei den Ärzten verschiedenster Richtungen hatte, kann das Buch über die Diät zeigen. Der Verfasser ist Anhänger des Diätetikers Herodikos von Selymbria, hat aber, wie wir sahen (S. 44[2]), beide Teile der Schrift über die Umwelt genau studiert und die dort vorgetragenen Lehren über den Einfluß von Landschaft und Winden durch Berücksichtigung des Seeklimas selbständig weitergeführt. Den starken Eindruck des ersten Teiles zeigt ein längerer Abschnitt der Notizensammlung, die uns unter dem Titel „Über die Säfte" überliefert ist (Kap. 12—15). Mit ständigem Anklang an das Vorbild wird hier der Einfluß von Wasser, Jahresverlauf, Nord- und Südwind geschildert, und das Ganze gipfelt in demselben Gedanken, der auch dort den Abschluß bildete: „Die Übergänge erzeugen am ehesten Krankheiten, und zwar am meisten die größten, die großen Veränderungen in den Jahreszeiten wie auch in allem anderen" [5]. Im einzelnen hat neues Beobachtungsmaterial zur Umgestaltung geführt, aber die Grundlage hat die Schrift über die Umwelt geliefert.

Auch die Nachwirkung des Büchleins über die Heilige Krankheit läßt sich selbst an entlegener Stelle nachweisen. Aus einem Werke über die Krankheiten junger Mädchen ist uns ein Bruchstück erhalten (VIII 466 Littré), das die nach Eintreten der Geschlechtsreife vorkommenden psychischen Störungen behandelt. Da in der Abhandlung über die Heilige Krankheit besonders in Kap. 14. 15 ähnliche Erscheinungen besprochen werden, hat der Frauenarzt diese Schrift herangezogen, und obwohl er selber einen ganz anderen medizinischen Standpunkt vertritt — er hält an dem Herzen als Zentralorgan fest und kennt die Bedeutung des Pneumas nicht —, geht er ausdrücklich von der 'sogenannten Heiligen Krankheit' aus [1] und übernimmt auch unverkennbar die dort vorgetragenen Methoden. Sogar die scharfe Wendung gegen den Priestertrug kehrt wieder.

Ähnlich steht es mit dem Werke 'über die Krankheiten', das unter dem Einfluß der knidischen Ärzteschule steht [2]. Hier werden am Anfang des zweiten Buches Krankheiten besprochen, die ihren Ausgangspunkt im Kopfe haben (Kap. 1—11). Der Verfasser benützt dasselbe Beobachtungsmaterial, das gleich darauf (12—31) in der Bearbeitung durch einen anderen Arzt noch einmal zugrunde gelegt wird. Während es diesem aber ausschließlich auf das Krankheitsbild und die Therapie ankommt, verzichtet der erste Arzt auf therapeutische Vorschriften und legt dafür die Ursachen der Krankheiten und den dadurch bewirkten Verlauf dar. Zu diesem Zwecke hat er verschiedene fremde Schriften studiert; besonders stark tritt aber die Lehre hervor, daß die Phlegmabildung im Gehirn entscheidende Bedeutung hat. Und wenn in Kap. 8 (und 6) ausführlich geschildert wird, wie das Phlegma von dort in die Adern dringt und das Blut abkühlt, und wie alles davon abhängt, ob es durch das warme Blut 'überwältigt' wird, so sind die Berührungen mit der Schrift über die Heilige Krankheit in Gedanken, Wortlaut und Terminologie so eng, daß ein Zufall ausgeschlossen ist [3]. Welcher Schrift die Priorität zukommt, ergibt sich nicht nur aus chronologischen, sondern auch aus inneren Gründen. Denn in dem Buch über die Heilige Krankheit wird die Lehre vom Phlegma sorgfältig begründet und folgerichtig durchgeführt, während sie in dem Werke über die Krankheiten ohne Begründung vorausgesetzt und mit andren Vorstellungen nicht immer glücklich vermischt wird [4].

Besonders interessant ist die Haltung der Schriften 'Über die Natur des Menschen' und 'Über gesunde Lebensweise', die wir als Auszüge aus einem Werke von Hippokrates' Schwiegersohn Polybos ansehen dürfen [5]. Auf sie müssen wir genauer eingehen.

Polybos entwickelt und begründet hier seine eigenste Entdeckung, die Lehre, daß der menschliche Körper durch vier

Grundstoffe gebildet wird, durch Blut, Phlegma und die zwei Arten der Galle, die helle, gelbliche (ξανθή) und die dunkle, schwarze (μέλαινα). Um diese Viersäftelehre zu erweisen, beginnt er mit einer scharfen Polemik gegen die Philosophen und Mediziner, die aus einem einzigen Grundstoff die menschliche Natur erklären wollen. Dagegen betrachtet er die Lehre, daß Phlegma und Galle Grundsäfte sind, offenbar nicht einfach als irrig, sondern als Vorstufe der eigenen Anschauung. Kein Wunder. Wenn er nämlich (Kap. 8) zunächst das feuchtkalte Phlegma und das feuchtwarme Blut bespricht, dann die 'trockene' Galle in die helle, warme und die dunkle, kalte aufteilt und jedem dieser Säfte eine Jahreszeit zuordnet, so liegen die Motive seiner Lehre klar zutage: Polybos kannte die in den Schriften von der Heiligen Krankheit und der Umwelt vertretene Lehre, daß die menschliche Konstitution durch das Überwiegen des feuchtkalten Phlegma oder der trockenwarmen Galle bestimmt wird, und benützte sie, um seine Lehre von den Grundsäften, aus denen der Körper besteht, aufzubauen. Als solche erkannte er Phlegma und Galle an. Daß er zu diesen das Blut hinzufügte, war selbstverständlich. Wenn er aber die Galle in zwei spezifisch geschiedene Säfte aufteilte, so leiteten ihn doch wohl nicht nur medizinische Beobachtungen über verschiedene Färbung und Geschmack der Galle. Entscheidend war vielmehr gewiß, daß sich so ein Parallelismus und ein innerer Zusammenhang zu ergeben schien teils mit den Grundqualitäten Warm Kalt Feucht Trocken, die sich nun paarweise aufteilen ließen, teils mit den vier Jahreszeiten. Daß diese auf die Bildung der Säfte im Körper von Einfluß sind, daß namentlich der Winter die Bildung des feuchtkalten Phlegma fördert, hatte bereits die Schrift über die Umwelt angenommen (10).

Polybos' Lehre von den vier Säften, aus denen der menschliche Körper besteht, ist also eine etwas schematische Weiterbildung der Lehre, daß Phlegma und Galle die für die menschliche Konstitution entscheidenden Säfte sind [1].

Dann wird es aber schwerlich Zufall sein, daß wir auch in einem anderen Punkt das Verhältnis des Polybos zu den beiden andern Schriften auf den Gegensatz der Vierzahl zur Zweizahl zugespitzt finden. Während in der Schrift über die Heilige Krankheit (Kap. 3) zwei 'dicke' Hauptadern unterschieden werden, die rechtsliegende Hepatitis und die linke Splenitis, die beide Verzweigungen nach dem Gehirn wie nach dem Herzen haben, entwickelt Polybos (Kap. 11) ein System von vier Adernpaaren. Bei zweien legt er Wert auf den Nachweis, daß sie — bei kreuzweisem Verlauf der Adernstränge — Leber und Milz berühren. Dazu treten aber noch zwei Paare, die vom Kopfe aus in der Nähe des Rückgrats und dann das eine auf der Innen-, das andere auf der Außenseite der Schenkel verlaufen. Als Hauptadern wertet Polybos diese deshalb, weil sie für die Praxis des Aderlasses wichtig sind [1]. Wenn er dabei von den 'Sphagitides' sagt, sie liefen an den Ohren entlang und gelangten auf dem Wege durch den Körper bis zu den Hoden und den Schenkeln, so sind das offenbar dieselben Adern, die Umw. 22 (S. 74, 22) genannt werden, um die 'Weiberkrankheit' der Skythen dadurch zu erklären, daß diese zur Heilung von Gelenkschwellungen, die an den Rückenwirbeln auftreten, hinter den Ohren einen Aderlaß vornehmen, der zur Impotenz führt; „es laufen nämlich an den Ohren Adern entlang, deren Öffnung Impotenz zur Folge hat" (oben S. 22). Polybos hat also einmal die Lehre von der Hepatitis und Splenitis umgestaltet, dann aber zwei weitere Adernpaare hinzugefügt, indem er kleinere Adern, die schon seinem Vorgänger bekannt waren, zum Range von Hauptadern erhob, — vielleicht wieder von der Vorliebe für die Vierzahl beeinflußt.

In den allgemeinen medizinischen Anschauungen stimmt Polybos mit unserm Arzte überein. Mit ganz ähnlichen Worten wie am Schluß der Schrift über die Heilige Krankheit lesen wir bei ihm das Bekenntnis: „Die Heilung muß man vornehmen, indem man der Ursache der Krankheit entgegenwirkt" (Kap. 13. 19). Auch er richtet seinen Blick auf die ganze einheitliche Welt, in der Pflanzen, Tiere und Menschen gleichermaßen ihren Platz haben, und findet im Menschenkörper wie im Jahresverlauf dieselben vier Grundqualitäten wieder wie im Makrokosmos [2]. Auch er hält den plötzlichen Umschlag für gefährlich (Kap. 9 S. 56, 4 L., 11 aE., vgl. Umw. 11) und bezeichnet das Lebensalter, in dem eine Krankheit vorkommt, bis aufs Jahr genau [3]. Im einzelnen geht er seine eigenen Wege, etwa in der Lehre von den Blasensteinen (Kap. 14). Aber es ist doch wohl kein Zufall, wenn dieselben Termini, mit denen er dabei beginnt, Umw. 9 wiederkehren [4]. Und wenn wir im selben

4*

Zusammenhange dort S. 64, 21 den Rat hören: „Ich meine, es ist besser, den Kindern den Wein möglichst mit Wasser verdünnt zu geben; denn so erhitzt er die Adern weniger", so klingt es wie eine ergänzende Berichtigung, wenn Polybos in der Schrift über die gesunde Lebensweise Kap. 6 für die Kinder vorschreibt, man solle ihnen den Wein mit Wasser verdünnt zu trinken geben und nicht ganz kalt[1].

Auffallend ist endlich die methodische und formale Übereinstimmung. Schon wenn Polybos in der ersten Schrift Kap. 12 darlegt, wie sich der Erguß eines Krankheitsstoffes in die verschiedenen Organe des Körpers auswirkt, erinnert das stark an die Schrift über die Epilepsie (6). Wichtiger ist ein anderes. Man hat als charakteristisch für Polybos hervorgehoben, daß er die zwingende Kraft seiner Argumentation durch den ständigen Hinweis auf die Ananke, die Naturnotwendigkeit erhärtet. Genau das gleiche ist in der Schrift über die Umwelt der Fall[2]. Beide Ärzte berufen sich gern auf bestimmte Beweise, Tekmeria. Sie packen dabei den Leser (oder Hörer) durch unmittelbare Anrede, etwa ein „Du wirst finden"[3], und fordern zur geistigen Mitarbeit auf. Dabei wenden sie gern dieselben Formeln an, wie „Du kannst das so erkennen: wenn du nämlich das und das tun willst, so ....", — Wendungen, die sonst in den medizinischen Schriften der Zeit keineswegs häufig sind[4].

Polybos verbindet wie der Verfasser unsrer Schriften theoretisch-spekulative Neigungen mit der empirischen Beobachtung. In der Sache will er durchaus selbständig vorgehen; aber methodisch und formal steht er unter dem Einfluß des Vorgängers.

Mehrfach tauchen auch noch in andren Werken des Corpus Lesefrüchte aus unsren Schriften auf. Sachlich besagen sie nicht viel, zeugen aber jedenfalls auch von der Autorität, die dieser Arzt sofort bei Fachgenossen der verschiedensten Richtungen genoß[5].

Das Wichtigste ist aber folgendes: Wenn wir von den allgemeinsten Grundlagen der Medizin absehen, etwa der Lehre von dem notwendigen Gleichgewicht der Säfte und Kräfte oder dem Bekenntnis zur allopathischen Therapie, ist kaum eine Anschauung bei den Ärzten dieser Zeit so unbedingt anerkannt wie der Satz, daß die Umwelt entscheidenden Einfluß auf die Gesundheit des

Menschen hat und daß es für den praktischen Arzt selbstverständliche Pflicht ist, den Charakter der Landschaft, den Verlauf des Jahres mit seinem Wechsel von Temperatur und Witterung, endlich auch die herrschende Windströmung zu beobachten. Diese Überzeugung ist letztlich natürlich aus der praktischen Lebenserfahrung erwachsen; aber zur wissenschaftlichen Erkenntnis erhoben, theoretisch begründet und für die Praxis fruchtbar gemacht hat sie erst der Verfasser der Schriften über die 'Heilige Krankheit' und 'Über die Umwelt'. Seine Grundgedanken begegnen uns in den Schriften des Corpus immer wieder, und selbst die charakteristische Einzellehre, daß besonders gefährlich der plötzliche Wechsel ist und man deshalb auch im Jahre auf die Tage besonders achten müsse, die den Wechsel der Jahreszeiten bezeichnen, wird sogar wörtlich wiederholt (vgl. S. 48). Wie ist dieser Sachverhalt aufzufassen? Namentlich wenn man den ersten Teil der Schrift über die Umwelt liest, hat man gewiß nicht den Eindruck, daß dieser Mann eine Schulweisheit vorträgt, die damals jeder Student im ersten Unterricht vorgesetzt bekam. Der Satz „Der Arzt muß den Auf- und Untergang der Gestirne kennen" ist für den Autor der Schrift über die Diät bereits eine Selbstverständlichkeit, über die er kein Wort weiter verliert (I 2 vgl. S. 44[2]); Umw. Kap. 2 wird die gleiche Forderung gestellt, aber hier muß sie der Verfasser ausführlich begründen, weil er weiß, daß diese 'Meteorologie' als Verstiegenheit bespöttelt werden wird. Bei ihm ist sie etwas Neues; nach wenigen Jahrzehnten ist sie zum Gemeingut der Wissenschaft geworden. Soweit wir die Zusammenhänge überschauen, müssen wir annehmen, daß dies eben auf seinen Einfluß zurückzuführen ist. Die Zuversicht, daß seine Theorie sich auch praktisch bewähren und durchsetzen werde, hat ihn also nicht getrogen.

Für diese Annahme spricht auch durchaus die Chronologie. Daß die Schriften über die Heilige Krankheit und über die Umwelt zu den ältesten des Corpus gehören, bezweifelt wohl niemand. Bei einer ganzen Reihe von andren Büchern hat sich uns die Abhängigkeit und damit der jüngere Ursprung ergeben. Für keines läßt sich dagegen der Nachweis höheren Alters erbringen. Das gilt auch für die Epidemienbücher. Denn selbst Epid. I und III sind, wie zuletzt Deichgräber überzeugend ausgeführt hat (S. 16), erst um 410 entstanden, die zweite Schicht (II. IV. VI) kann nicht vor 400 verfaßt sein (Deichgräber S. 75). Nur das mit I und III zusammengehörige Prognostikon mag etwas vor 410 niedergeschrieben sein.

Mit diesen Epidemienbüchern hat es nun eine eigene Bewandtnis. In ihnen herrscht nämlich die Grundlehre der Schrift über die Umwelt so unbestritten, daß sie geradezu den leitenden Gesichtspunkt liefert, unter dem die Krankenjournale geführt und wissenschaftlich verwertet werden. Denn die einzelnen Krankheitsberichte halten vor allem fest, welche epidemischen Krankheiten in den einzelnen Jahreszeiten aufgetreten sind; sie dienen als das Material, mit dessen Hilfe der Einfluß des Jahresverlaufes und der Witterung auf den Gesundheitszustand geklärt werden soll. Die Angaben, die dabei in den zusammenfassenden Schilderungen der Jahreszeiten gemacht werden, bringen einfach die praktische Anwendung der in der Programmschrift, namentlich in Kap. 10, entwickelten Theorie. Registriert wird, ob das Jahr im ganzen feucht oder trocken, südlich oder nördlich bestimmt war, ob in den einzelnen Abschnitten viel oder wenig Regen fiel, ob anormale Hitze oder Kälte herrschte, ob Nord- oder Südwind wehte, ob diese Winde stark und andauernd waren, ob sie plötzlich einsetzten und damit einen unvermittelten Wetterumschlag brachten [1], ferner wie überhaupt die Witterung war — es sind genau dieselben Faktoren, die nach der Schrift über die Umwelt entscheidend sind. Die Bezeichnung der Jahreseinschnitte ist natürlich im ganzen die allgemein gebräuchliche; aber es ist doch bemerkenswert, daß in der Schrift über die Umwelt genau dieselben Sterndaten, und nur diese, vorkommen wie in den zusammenfassenden Berichten von Epid. I. III [2]. Ein ausdrückliches Bekenntnis zur 'Meteorologie' lesen wir in dem Kapitel Epid. I 23, das die diagnostischen Zeichen systematisch zusammenstellt. Neben manchem anderen, was an die Schrift über die Umwelt erinnert [3], lesen wir hier die Forderung, der Arzt solle seine Schlüsse ziehen „aus der Beschaffenheit der Umwelt im ganzen und speziell der himmlischen Dinge und jedes einzelnen Landes“ (vgl. III 16 S. 232, 11).

Der Einfluß der Landschaft wird naturgemäß in diesen Journalen nicht oft ausdrücklich erwähnt, da die beobachteten Erkrankungen meist derselben Gegend angehören [1]. Aber wenn man den Standpunkt von Epid. I und III so charakterisiert hat: „Ihre Medizin baut auf den Begriffen des Klimas, der Jahreszeit, der Konstitution, der Säfte und der Rheumata auf“ [2], so trifft das Wort für Wort auch auf die Schriften über die Heilige Krankheit und über die Umwelt zu. Das Gleiche gilt von der ganzen geistigen Haltung. Gemeinsam ist die wissenschaftliche Methode, die von der exakten Einzelbeobachtung, am liebsten der Autopsie, zur Erkenntnis allgemeiner Gesetze aufsteigen will und Empirie mit konstruktiver Theorie verbindet. Aber viel auffälliger ist, daß uns in diesen ganz der Praxis entsprungenen Aufzeichnungen dieselbe Einseitigkeit des medizinischen Interesses entgegentritt, die wir bei den beiden andren Schriften beobachtet haben: Als eigentliche wissenschaftliche Aufgabe gilt nur die Feststellung der Kausalzusammenhänge, die, verallgemeinert, eine feste Diagnose und Prognose ermöglichen. Dagegen tritt die Therapie vollkommen zurück, weil sie sich nach Erkenntnis der Krankheitsursache aus den allgemeinen allopathischen Grundsätzen von selber ergibt [3]. Die Journale verzeichnen wohl gelegentlich die angewendeten Mittel; aber generelle Folgerungen für die Therapie werden in den zusammenfassenden Abschnitten daraus nicht gezogen. Endlich können wir jedenfalls in der zweiten Schicht der Epidemienbücher beobachten, daß dieser Ärztekreis ebenso wie der Verfasser unsrer Schriften gewohnt war, den ganzen Menschen ins Auge zu fassen und über dem rein Körperlichen das Seelische nicht zu vergessen [4].

Mit Epid. I und III hängt das Prognostikon so eng zusammen, daß die besten Kenner für alle drei Bücher sogar den gleichen Verfasser annehmen [5]. Tatsächlich klingt es wie ein Hinweis auf die Epidemienbücher, wenn das Schlußkapitel des Prognostikon mahnt, den Verlauf der jeweiligen epidemischen Krankheiten sofort festzustellen und dabei die Beschaffenheit des Jahres nicht außer acht zu lassen. Daran schließt sich aber dort noch die ausdrückliche Versicherung, daß die prognostischen Zeichen für jedes Jahr und jedes Land [6] gelten, „denn auch in Libyen und in Delos und in Skythien erweisen sich die hier gegebenen Zeichen als wahr“. Galen wundert sich in seinem Kommentar (CMG. V 9, 2 S. 377 Heeg) über die ungewohnte Weitschweifigkeit des Ausdrucks, da statt dieses Satzes das einfache „und für jedes Land“

genügt haben würde. Sein Gefühl ist nicht unberechtigt; wir werden aber eher daraus auf eine besondere Absicht des Autors schließen. Offenbar rechnet dieser mit dem Einwand der Leser, daß doch in den verschiedenen geographischen Breiten ganz verschiedene klimatische und gesundheitliche Verhältnisse herrschen. Deshalb weist er besonders darauf hin, daß zu dieser Erkenntnis die Ergebnisse seiner Schrift nicht im Widerspruch stehen, sondern eine Ergänzung bilden, sofern eben gewisse prognostische Zeichen überall gelten. Libyen und Skythien sind in Umw. B als Typen entgegengesetzter klimatischer Zustände vorgeführt, zu denen hier Delos als Beispiel für ein gemäßigtes Klima tritt. Wenn wir bei dem Autor des Prognostikon und seinen Lesern Vertrautheit mit dieser Schrift voraussetzen, wird sein Vorgehen sofort verständlich.

Die veränderte Blickrichtung zieht in den beiden Schriftengruppen gewisse Verschiedenheiten nach sich. So dürfen wir uns nicht wundern, wenn bei den Krankheiten, die in den Journalen beobachtet werden, das Gehirn viel seltener erwähnt wird als in der Monographie über die Epilepsie. Schon in der Schrift über die Umwelt konnten wir ja Ähnliches feststellen (S. 35). Aber auch wo wirkliche Abweichungen vorliegen, ist es notwendig, das Verhältnis der Schriften zueinander klar zu bestimmen.

Bei den Notizen über den aktuellen Verlauf der einzelnen Krankheiten ist naturgemäß von den menschlichen Konstitutionstypen nicht oft die Rede, da über diese erst durch die dauernde Beobachtung der Patienten Klarheit gewonnen werden kann. Aber deutlich ist, daß auch in Epid. I und III Phlegma und Galle als die Säfte betrachtet werden, die bei den Erkrankungen am meisten Beachtung verdienen. Namentlich beim Erbrechen und Stuhlgang gehört zur Beschreibung des Befundes, ob die Ausscheidung schleimig oder gallig war (beides verbunden S. 185, 7 Kw.). Bei den galligen wird dann oft ein Vermerk hinzugefügt, ob sie 'gelb' oder 'schwarz' waren. Daneben wird aber nicht selten eine andere Färbung wie 'gelblich', 'rötlich', 'grünspanfarbig' oder eine Qualität wie 'fettartig', 'wassergallig' notiert. Doch genügt auch das einfache 'gallig', während wenigstens in den späteren Epidemienbüchern umgekehrt auch ein 'gallenfrei' vermerkt wird [1].

Wir sehen also: Bei den Ausscheidungen wird der gallige Charakter besonders studiert und namentlich — wie auch beim Urin — die Farbe beachtet. Dabei wird besonders oft die 'helle', 'gelbe' oder 'dunkle', 'schwarze' Galle erwähnt. Aber wenn wir z. B. S. 219, 1 Kw. lesen: „Er spie Galliges, wenig, Helles" oder 213, 4 „Er spie Schwarzes, wenig, Galliges" oder 223, 18 „Er spie Galliges, kleine Stücke, Gelbliches", so zeigt schon die Wortstellung, daß die 'helle' und die 'schwarze' Galle noch nicht etwa zwei scharf gesonderte und terminologisch geschiedene Säfte sind. Das entspricht im ganzen dem Standpunkt der Schrift von der Umwelt, wo, wie in der über die Heilige Krankheit, meist allgemein von der Galle gesprochen und nur in Kap. 10 S. 66, 25 erwähnt wird, daß nach heißem und trockenem Sommer bei der Galle und dem Blute die dicksten und schärfsten Bestandteile sich absetzen und bei manchen Menschen 'Melancholien' — also akute Erkrankungen [1] — hervorrufen (vgl. S. 12[1]). Anders liegt die Sache schon bei dem zusammenfassenden Kapitel Epid. III 14, das zuerst das Aussehen der Schwindsüchtigen beschreibt [2] und dann die Krankheiten der verschiedenen Konstitutionstypen aufzählt. Neben den Phlegmahaltigen und den 'Bittergalligen' wird hier der schwarzgallige und der blutreiche Typus genannt [3]. Noch viel weiter geht die zweite Schicht der Epidemienbücher (II. IV. VI). Auch hier wird freilich bisweilen noch allgemein notiert, daß die Ausscheidungen gallig oder schleimig waren (so II 3, 11 VI 4, 4). Aber IV 16 lesen wir mit festem Terminus: „Er spie schwarze Galle" [4]. Und die volle Ausbildung der Viersäftelehre zeigt VI 5, 8, wo das Aussehen der Zunge ein Kriterium abgibt, ob Galle oder Blut oder schwarze Galle oder Phlegma im Körper vorherrschen [5]. Danach werden auch die vier Konstitutionstypen geschieden, die sich schon im Mutterleibe bilden (VI 2, 25). Allerdings ist auch später noch der Übergang in einen andren Typus möglich: „Der gallige und der blutreiche Körper wird zum schwarzgalligen, wenn er keine Möglichkeit zur Ausscheidung hat" (VI 6, 14 = II 3, 15). Aber der 'Schwarzgallige' ist jetzt ein fester Typus, mit dem der Arzt rechnet. VI 8, 20 wird ein Patient einfach als 'Der schwarzgallige Adeimantos' verzeichnet, und VI 8, 31 wird festgestellt, daß die Schwarzgalligen meist Epileptiker sind und umgekehrt [6]. Hier befinden wir uns bereits in der Zeit und in der geistigen Sphäre des Polybos, der die Viersäftelehre systematisiert und zur

Grundlage seiner Anthropologie macht (S. 50). Die Abweichung von der Anschauung, die in den Schriften über die Heilige Krankheit und über die Umwelt herrscht, liegt klar zu Tage. Aber sie ist herbeigeführt durch neue Beobachtungen an den Kranken und durch eine folgerichtige Entwicklung der medizinischen Theorie, zu der die Ansätze schon in jenen Schriften gegeben sind.

Den Ausgangspunkt für die ganze Lehre hatte offenbar die Beobachtung schleimiger und galliger Sekretionen gebildet. Schon die Knidier sahen in diesen ursprüngliche 'Säfte' des Körpers, und daraus entwickelte sich die Anschauung von den zwei Typen der menschlichen Konstitution, den Phlegmahaltigen und den Gallereichen. Genauere Beobachtung stellte dann namentlich bei der Galle Nuancen fest, die sich nach Farbe und Geschmack unterschieden. „Über das Phlegma habe ich dieselbe Ansicht wie über die Galle: es gibt von ihm viele Arten", sagt der Verfasser der Schrift über die inneren Affektionen (Kap. 20 VII S. 214 L.). Unter ihnen hob sich schon für den Praktiker die 'schwarze' Galle heraus. Aber die Scheidung der Galle in zwei spezifisch verschiedene Säfte, die 'gelbe' und die 'schwarze', ist erst das Werk schematisierender Theorie. Polybos hat mit seiner Viersäftelehre den Grund gelegt, und darauf hat man später — für ihn selber läßt es sich jedenfalls nicht nachweisen — die Lehre von den vier seelischen Temperamenten aufgebaut.

Eine ähnliche Weiterentwicklung von Anschauungen, die wir in den Schriften von der Heiligen Krankheit und der Umwelt finden, liegt in den Epidemienbüchern vielleicht noch auf einem andern Gebiete vor. Bei Polybos sahen wir, wie er in der Adernlehre die Heil. Krankh. 3 vorgetragene Theorie von den zwei Hauptadern, der Hepatitis und der Splenitis, zum Ausgangspunkte nimmt, aber zu einem neuen komplizierten System umgestaltet. Die Epidemienbücher bringen in II 4, 1 eine genaue Beschreibung des Adernsystems, die stark von der des Polybos abweicht und im Gegensatz zu dieser offenbar durch neue anatomische Untersuchungen veranlaßt ist. Auch von der Heil. Krankh. 3 gegebenen unterscheidet sie sich erheblich; sie geht aber wie diese von der Hepatitis aus, und es scheint, daß die Epidemienbücher neben dieser jedenfalls ursprünglich auch die Splenitis als Hauptader kannten [1], so daß auch hier vielleicht mit einer

Weiterbildung zu rechnen ist. Daß die Vorschrift VI 5, 15 „Bei den Gelenkschwellungen Aderlaß hinterm Ohr" dieselbe Vorstellung vom Verlaufe einzelner Nebenadern voraussetzt, die Umw. 22 vorschwebt, haben wir bereits früher gesehen (S. 23[1]).

Durch die Entdeckung der selbständigen 'schwarzen Galle' mag man es sich erklären, daß Epid. VI 8, 31 in scharfem Gegensatz zur Monographie über die Heilige Krankheit erklärt wird, die Epilepsie trete meist bei den Melancholikern auf. Auch sonst fallen uns leicht gerade die Unterschiede von der älteren Lehre auf. Andrerseits ist es aber sicher, daß grade diese zweite Schicht der Epidemienbücher mit der Schrift über die Umwelt vertraut ist. Wenn II 1, 8 als Schulbeispiel für Körpermerkmale, die nicht durch die Physis, sondern durch die Lebensweise der Menschen hervorgerufen werden, die Langschädel angeführt werden, hat bereits Littré Beziehung auf Umw. Kap. 14 angenommen [1]. Ganz sicher ist, daß diese Schrift in der über die Säfte ausgiebig benützt ist (vgl. S. 48), und diese Notizensammlung, die Littré geradezu das achte Buch der Epidemien nennen wollte, ist zweifellos im selben Kreise entstanden wie Ep. II. IV. VI. Deichgräber will sie nicht ohne Wahrscheinlichkeit sogar demselben Verfasser geben (S. 80).

Zum Schluß sei hier noch ein Punkt erwähnt. Im sechsten Buche der Epidemien finden sich zwei merkwürdige Aphorismen über die Seele, die von jeher den Erklärern Schwierigkeit gemacht haben: „Herumwandern der Seele ist für die Menschen Bewußtsein" und „Des Menschen Seele entsteht dauernd bis zum Tode; wenn aber im Zusammenhang mit der Krankheit auch die Seele in Feuerzustand übergeht, so wird der Leib verzehrt" [2]. Der Autor hat das Verständnis dadurch erschwert, daß er absichtlich die pointierende Rätselsprache Heraklits redet. Aber auf das Dunkel fällt sofort ein gewisses Licht, wenn wir an die Anschauungen denken, die in der Schrift über die Heilige Krankheit entwickelt werden. Denn dort muß die eingeatmete Luft, die Trägerin des Seelischen, ständig durch den ganzen Leib zirkulieren, also 'herumwandern', damit der Organismus Bewußtsein und Bewegung hat. „Der ganze Körper hat nur soviel Bewußtsein, als er an dieser Luft teilnimmt" [3]. Die Seele selber aber ist dort, wie wir sahen, nicht eine absolute Wesenheit im Sinne Alkmaions; vielmehr setzt der Arzt sie mit Diogenes von Apollonia dem Pneuma gleich, das in reinster, konzentrierter Form im Gehirn die Einheit des Bewußtseins konstituiert und von dort aus dem Organismus das Leben vermittelt. Dieses Pneuma ist aber nichts anderes als die von außen in den Körper gelangte Luft. Sie ist deshalb keine konstante Größe, sondern sie befindet sich infolge der Ein- und Ausatmung in einem ständigen Zustande der Erneuerung; sie 'entsteht' dauernd bis zum Tode. In welcher Weise dieser eintritt, wird dort nicht besprochen. Aber immer wieder wird als Ursache der Krankheiten zu starke Abkühlung oder Erwärmung bezeichnet (bes. Kap. 14. 15), und es liegt in der Konsequenz der ganzen Anschauung, daß die lebenserhaltende Funktion des Pneumas an eine normale Temperatur gebunden ist. Verständlich also, daß eine übermäßige Erhitzung, die das Pneuma in einen Feuerzustand übergehen läßt und so einen Verbrennungsprozeß herbeiführt, für die Seele und damit für den ganzen Organismus Vernichtung bedeuten muß [1].

So bewegen wir uns also auch hier in der Gedankensphäre des Mannes, der die Schrift über die Heilige Krankheit verfaßt hat.

All die Männer, von denen wir hier gesprochen haben, wahren sich auch gegenüber den Anregungen, die sie empfangen, ihre Selbständigkeit. Selbst die Schrift über die Diät, die in ihrem philosophischen Teil eine armselige Kompilation ist, hat ihr Autor veröffentlicht, weil er das Bewußtsein hatte, bei seinem eigentlichen Thema, dem rechten Ausgleich zwischen Ernährung und Arbeitsleistung, Eigenes sagen zu können. Auch die Lehren, die er in der Schrift über die Umwelt vorfand, hat er durch die Berücksichtigung des Seeklimas verständig ergänzt (S. 44). Noch viel selbständiger sind Männer wie Polybos. Da darf uns dann der veränderte Standpunkt nicht hindern, den fremden Einfluß anzuerkennen. Aber nun erhebt sich auch die andere Frage, ob in irgend einem der besprochenen Bücher die Übereinstimmungen mit den Schriften über die Heilige Krankheit und über die Umwelt so groß sind, daß wir den gleichen Verfasser anzunehmen haben. Bei den meisten wird man sie ohne Besinnen verneinen. Aber in einem Falle ist das Problem brennend. Die Epidemienbücher I und III sind nicht nur ganz vom selben Geiste getragen, sie sind auch genau nach den wissenschaftlichen Gesichtspunkten angelegt, die in jenen Schriften programmatisch vertreten werden. Wir werden auch dem Verfasser des Buches über die Umwelt ohne weiteres zutrauen, daß er, um seine Theorien zu prüfen, exakte Krankenjournale führte und die gemachten Beobachtungen unvoreingenommen notierte, selbst wenn sie nicht im einzelnen zu seiner Hypothese stimmten. Tatsächlich sehe ich keinen Grund, der uns zwingen könnte, diese frühesten Epidemienbücher einem anderen Verfasser zuzuweisen. Und von ihnen wird man das Prognostikon nicht trennen [1]. Schwieriger ist das Urteil über Epid. II. IV. VI. Die sachlichen Abweichungen sind hier zweifellos größer. Andrerseits hat der Arzt, der als jüngerer Mann die Kampfschrift über die Heilige Krankheit hinausschleuderte, gewiß seinen Standpunkt im einzelnen nicht zäh festgehalten. Man kann ihm auch an sich zutrauen, daß er, wenn er mehr als ein Jahrzehnt nach Epid. I und III (Deichgräber S. 74) erneut Beobachtungen aufzeichnete, wohl nach der bewährten Methode verfuhr, aber seine Anschauung z. B. in der Säftelehre geändert hatte. Das Problem ist hier, ob sich die Abweichungen aus der Weiterentwicklung desselben Mannes erklären oder nötigen, einen andern Autor anzusetzen. Volle Sicherheit können nur weitere Untersuchungen bringen. Bei ihnen wird der Mediziner das erste Wort haben müssen. Aber auch rein philologische Untersuchungen über Sprache, Stil und geistige Form sind notwendig.

Unterschiede soll man nicht wegdeuten. Aber wenn z. B. die Journale das dorische Kalenderjahr, das mit dem Herbst beginnt, zugrunde legen, während die Schrift über die Umwelt Kap. 10 den für den Gesundheitszustand entscheidenden Winter an den Anfang rückt, so ist das in der Sache gegeben. Wo es sich um den inneren Zusammenhang handelt, folgen auch die Epidemienbücher der anderen Anordnung. So gibt im dritten Buche die erste zusammenfassende Beschreibung (Kap. 2) zunächst einen Überblick über den Verlauf des Jahres, der sich an das Kalenderjahr hält; aber die Krankheitsübersicht wird eingeleitet durch „Im Winter waren die Leute gesund mit Ausnahme der Schwindsüchtigen; gleich zu Beginn des Frühjahrs aber . . .“. Auch der Sprachgebrauch weicht gelegentlich ab. So verwendet der Verfasser der Schrift über die Heilige Krankheit unbefangen das derbe Wort ‘Kot’, während die Epidemien es durch ein dezenteres Wort ersetzen, das unserm

'Stuhlgang' entspricht. Aber das Gleiche ist schon in der Schrift über die Umwelt der Fall [1]. Und auch sonst können wir in dieser Zeit beobachten, wie die Sprache im Fluß ist und derselbe Mann im Laufe der Zeit seine Ausdrucksweise ändert.

Jedenfalls stehen die Epidemienbücher wie das ganze Corpus der hippokratischen Schriften im Banne der Anschauung, die in den Abhandlungen über die Heilige Krankheit und über die Umwelt programmatisch vorgetragen wird. Kein Wunder, daß diese sofort auch über den Kreis der Fachgenossen hinaus wirkten. Demokrit hat sich aus ihnen fachwissenschaftliche Belehrung geholt (vgl. S. 26). Eine Anspielung auf unsern Arzt dürfen wir aber gewiß auch in einem Bruchstück des Euripides finden, das schon Klemens von Alexandria (Strom. II 21 S. 439 St.) anführt, um des Dichters 'Abhängigkeit' von Hippokrates zu belegen:

> Wer rechter Arzt sein will, seh' in der Stadt sich um,
> wie dort die Menschen leben, sehe auf ihr Land,
> und dann erst tret' er an das Krankenbett heran" [2].

Klemens führt als Parallele aus Hippokrates den zweiten Aphorismus an. Aber viel näher liegt es, an den Eingang der Schrift über die Umwelt zu denken. Die setzt ja mit den Worten ein: „Wer die ärztliche Kunst recht betreiben will" und entwickelt dann sofort das Programm, in dem vom Wanderarzt verlangt wird, er müsse sich zunächst über die Lebensweise der Bewohner und die Bodenbeschaffenheit des Landes unterrichten [3].

Die Schrift über die Umwelt bringt selber in Kap. 22 ein Zitat aus Euripides (oben S. 45). So hängt man gern dem Gedanken nach, daß Dichter und Arzt in persönlichem Verkehr gestanden haben mögen. Euripides hat den Gedankenaustausch mit gleichgestimmten führenden Geistern seiner Zeit gesucht.

HIPPOKRATES?

Das 'goldene Buch des Hippokrates' hat Joh. Fr. Blumenbach die Schrift über die Umwelt genannt, und ähnliche Werturteile, die den unmittelbaren Gesamteindruck spiegeln, hören wir von den verschiedensten Seiten. Sie werden durch die genaue Analyse nur gerechtfertigt. Der Fachwissenschaftler wird vielleicht dieses oder jenes Buch des Corpus noch höher werten. In der Verbindung von wissenschaftlicher Methode und philosophischem Weitblick werden die beiden Schriften, die uns besonders beschäftigt haben, von keiner anderen übertroffen. So müssen, wie wir sahen, schon die Zeitgenossen geurteilt haben. Selbst Nichtmediziner haben sie gelesen, und unter den Fachgenossen war der Verfasser offenbar sofort als Autorität anerkannt. Hippokrates' Schwiegersohn Polybos baut sachlich auf seiner Lehre weiter und läßt formal seinen Einfluß erkennen. Die ältesten Krankenjournale, in denen man seit alters am ehesten den echten Hippokrates zu finden meinte, sind nach seinen wissenschaftlichen Gesichtspunkten angelegt und wohl von ihm selber geführt. So drängt sich notwendig die Frage auf: Ist dieser Arzt nicht Hippokrates selber?

Die antike Überlieferung entscheidet in diesem Falle nicht. Die Schrift über die Umwelt wird einstimmig als hippokratisch angesehen; aber die namentlichen Zitate sind zu jung, um darauf zu bauen. Ebensowenig werden wir uns freilich Galens subjektiver Kritik beugen, der diese Schrift unbedingt für echt hält, aber aus stilistischen und sachlichen Gründen die über die Heilige Krankheit Hippokrates abspricht, unter dessen Namen sie ihm überliefert war [1]. In der Neuzeit herrscht wohl bei Medizinern wie bei Philologen die Meinung vor, neben Epid. I und III und etwa den chirurgischen Fachbüchern könne keine Schrift eher als diese beiden auf hippokratischen Ursprung Anspruch erheben. Selbst ein so zurückhaltender Kritiker wie Diels meint, „in dem herrlichen Buche de aere et locis den Geist des großen Koers zu verspüren“ [1]. Auch Wilamowitz äußerte sich 1901 dahin, er würde gern Hippokrates' Autorschaft annehmen. Das sei aber aus sachlichen Gründen ausgeschlossen (S. 21). Namentlich sei der geographische Horizont ein anderer. Hippokrates sei nach der Überlieferung und nach dem Zeugnis der Krankenjournale in Thessalien und an der thrakischen Küste tätig gewesen, während der Verfasser unserer Schriften diese Gegenden nicht berücksichtige und nach dem Osten orientiert sei. Dieses Bild ist durch die Ausführungen über Asien und Europa bestimmt, die wir als zweiten Teil der Schrift über die Umwelt lesen; aber wenn wir auch gern zugeben, daß der Arzt eine Reise nach dem Schwarzen Meer gemacht hat, so braucht diese nicht länger gedauert zu haben als die Nordlandreise Herodots, und die entscheidenden Eindrücke hat der Arzt im Binnenlande von Hellas erfahren (S. 44). Sicher konnten wir den Hauptschauplatz seiner Praxis nicht festlegen; aber gerade Thessalien war mindestens nicht ausgeschlossen. Vor allem müssen wir uns noch eins gegenwärtig halten: Auch wenn wir der antiken Biographie glauben, daß Hippokrates einen Sohn Thessalos genannt hat und in der Nähe von Larisa begraben worden ist, beweist das nur für seine spätere Lebenszeit etwas. Nach der Überlieferung ist er mindestens 85 Jahr alt geworden. Zweifellos hat er sich auch nicht nur an einem Orte aufgehalten, und wenn er sich wirklich nachher zu fester Praxis in Thessalien niedergelassen hat, so wissen wir doch über den Zeitpunkt gar nichts.

Später hat Wilamowitz übrigens selbst seine Ansicht geändert. Im Jahre 1929 'stand ihm fest', daß Hippokrates der Verfasser nicht nur der Epidemienbücher I und III, sondern auch des Prognostikon sei, und nun folgerte er aus dem von uns S. 55 behandelten Schlußkapitel dieser Schrift: „So weit reicht also die Erfahrung des Hippokrates, von den pontischen Kolonien bis Kyrene“ (Hermes LXIV 483). Die notwendigen Folgerungen für die Schrift über die Umwelt hat er aber nicht mehr gezogen.

Auch aus chronologischen Gründen hielt freilich Wilamowitz bei dieser die Autorschaft des 460 geborenen Hippokrates für unmöglich. Denn sie sei in perikleischer Zeit verfaßt. Aber dieser

Ansatz wird durch das von uns nachgewiesene Zitat aus Euripides' Hippolytos widerlegt. Und wenn wir uns die Schrift über die Heilige Krankheit um 430 veröffentlicht denken, würde das jugendliche Feuer, mit dem die Polemik gegen das Pfuschertum geführt wird, zu dem damals dreißigjährigen Hippokrates vorzüglich passen.

Damit fallen die Argumente dahin, die man gegen den hippokratischen Ursprung der Schriften ins Feld geführt hat. Eine positive Entscheidung ist aber noch nicht gegeben. Wir müssen vor allem die beiden ältesten Zeugen verhören, die sich über Hippokrates äußern: Aristoteles und Plato.

Aristoteles' Ansicht ist uns durch die Übersicht über die Lehren der älteren Mediziner bekannt, die in seinem Auftrag sein Schüler Menon gegeben hat. Menons Iatrika selber sind verloren. Aber einen Auszug aus diesem Werke hat in der Kaiserzeit ein Arzt, der 'Anonymus Londinensis', benützt, dessen Buch uns zum großen Teile ein Papyrusfund wiedergeschenkt hat[1]. Leider hat dieses Buch, das für uns die wichtigste Quelle für die Geschichte der ältesten griechischen Medizin ist, noch niemals die scharfe Analyse erfahren, die dringend notwendig ist. Selbst auf den für das Verständnis entscheidenden Punkt hat erst kürzlich Deichgräber (S. 152) hingewiesen: Wir müssen uns klar sein, daß Menons Bericht bei dem kaiserzeitlichen Arzte nicht unversehrt vorliegt, sondern in der Bearbeitung durch eine spätere Doxographie, die unbedenklich ihre eigene Terminologie und Denkform in die alten Lehren hineintrug. Wahrscheinlich haben wir sogar mit einer doppelten Brechung zu rechnen, da zwischen Menon und dem Anonymus noch ein Vermittler anzusetzen ist[2].

Was das bedeutet, wird sofort bei dem Anordnungsprinzip klar, das in dieser Doxographie angewendet wird. Col. IV 26 werden die medizinischen Systeme danach aufgeteilt, ob sie als Krankheitsursache die unverdauten Speisereste (Perittomata) oder das Mißverhältnis in den konstitutiven Elementen des Körpers ansehen. Nun taucht der Terminus Perittomata zum ersten Male im vierten Jahrhundert bei Diokles auf (fr. 141, S. 179, 5 und 185, 22 W.); im ganzen Corpus Hippocraticum kommt er überhaupt nicht vor[3], und auch die Sache ist mindestens nicht von entscheidender Bedeutung. Alle Lehren, die der Doxograph der ersten Gruppe zuweist — und zu ihnen gehört auch die hippokratische —, werden also von einem ihnen selbst fremden Gesichtspunkt aus beurteilt, und wie unbekümmert daraufhin der Doxograph nicht nur formal umstilisiert, sondern auch sachlich umgestaltet, können wir in einem Falle noch mit Händen greifen [1].

Plato scheidet im Timaios drei Arten von Krankheiten und sagt von der dritten, sie entstehe selber wieder in dreifacher Weise, durch das Pneuma, durch Phlegma oder Galle (84d). Der Anonymus führt schon vorher den bei Plato nicht vorkommenden Terminus Perittomata ein (XVII 13) und gibt Platos Worte so wieder (XVII 45): „Durch die Perittomata entstehen die Krankheiten in dreifacher Weise, entweder durch die Gase, die sich aus den Perittomata entwickeln [2], oder durch Galle oder Phlegma". Er setzt also für das Pneuma den ihm geläufigen Ausdruck 'Gase' (φῦσαι) ein, der Plato gleichfalls völlig fremd ist, und gestaltet damit die platonische Lehre von Grund aus um. Denn das platonische Pneuma ist die eingeatmete Luft, die Krankheiten und Schmerzen verursacht, wenn die Luftwege verstopft sind und die Lunge, „der Verwalter der Pneumata", nicht für richtige Zirkulation sorgen kann. Der Doxograph macht daraus Gase, die sich im Körper selber aus den unverdauten Speiseresten entwickeln.

Der Begriff der aus den Speiseresten entwickelten Gase, den hier der Doxograph im Widerspruch zum Original hineinträgt, beherrscht aber auch seinen Bericht über Hippokrates (V 37—VI 12): „Durch die Menge, die 'Buntheit' oder die Schwerverdaulichkeit der aufgenommenen Speisen wird nach Hippokrates die Körperwärme an der richtigen Verdauung gehindert. So entstehen Perittomata, und aus ihnen entwickeln sich Gase (φῦσαι), die Krankheiten verursachen." Das mag vom Standpunkt des Doxographen eine geschlossene Theorie sein, auch wenn wir eine 'chemische' Erklärung für die Entstehung der Gase vermissen. Aber auch hier haben wir ja die Möglichkeit des Vergleichs mit dem Original. Denn wenn auch die von Diels angeführten Stellen aus der hippokratischen Schrift 'Über die im Körper befindliche Luft' (περὶ φυσῶν) nicht die eigentliche Quelle für Menons Bericht gewesen sind — darüber nachher —, so lassen doch die wörtlichen Übereinstimmungen keinen Zweifel, daß Menon sich auf Lehren bezog, die den dort vorgetragenen entsprachen. Und da ergibt sich, daß genau wie bei Plato der Begriff der aus den Perittomata entwickelten Gase erst von dem Doxographen hineingetragen worden ist und die ganze Lehre verfälscht hat [1]. Denn die hippokratische Schrift führt zwar auch in Kap. 7 aus, daß die Menge und die 'Buntheit' der aufgenommenen Speisen Störungen und Krankheiten hervorruft. Aber von Perittomata steht kein Wort da, und Physa bedeutet etwas ganz anderes. Sie ist nicht ein Gas, das sich im Körper aus den Speiseresten entwickelt, sondern sie ist das Pneuma, das in den Speisen enthalten ist und mit ihnen bei der Nahrungsaufnahme in den Leib gelangt; „mit allem, was wir essen und trinken, dringt nämlich Pneuma in den Leib“ (S. 95, 6 Hb.). Und ganz ähnlich wie bei Plato wird dann die schädliche Wirkung dieses Pneuma dadurch erklärt, daß es im Leibe nicht den normalen Ausweg findet und Zirkulationsstörungen bewirkt. Der Doxograph hat diesmal das Wort Physa vorgefunden, aber ihm einen ganz anderen Sinn untergelegt. In der hippokratischen Schrift ist es einfach der Name für die in den Körper eingedrungene Luft [2]; der Doxograph macht daraus wie bei Plato ein Gas, das erst im Leibe durch die unverdauten Speisereste erzeugt wird [3].

Und hier können wir mit Sicherheit sagen, daß nicht etwa schon Menon für diese Verfälschung verantwortlich ist. Der Bericht fährt nämlich VI 13 fort: „Dies erklärte der Mann, weil er sich von folgender Grundanschauung leiten ließ. Für Hippokrates ist nämlich das Pneuma das entscheidende Element, von dessen richtiger Zirkulation im Leibe die Gesundheit abhängt. Denn die Luft ist für den Menschen dasselbe, was für gewisse Wasserpflanzen das Wasser: das Element, in dem er lebt und aus dem er sich nährt.“ Mit Grund haben hier alle Erklärer angestoßen und den Zusammenhang mit dem Vorigen vermißt. Der fehlt tatsächlich, wenn wir an die im Körper sich bildenden schädlichen Gase denken, die der Anonymus soeben als Krankheitsursachen genannt hatte. Er stellt sich aber sofort heraus, wenn Menon selber im Einklang mit der hippokratischen Schrift von der Luft geredet hatte, die mit den Speisen in den Körper eindringt. Denn dann ist allerdings die beste Fortsetzung: „Ihren tieferen Grund hat diese Erklärung in Hippokrates' Anschauung, daß die Luft das Lebenselement des Menschen ist, mit dem er nicht nur

5*

durch Mund und Nase, sondern durch den ganzen Leib verwurzelt ist."[1]

Allerdings brauchen wir dann noch eine Erläuterung, wie es kommt, daß dieses 'entscheidende' Lebenselement[2] zugleich krankhafte Störungen hervorrufen kann. Wirklich hat Menon diese in dem Schlußabschnitt seines Referates gegeben. Das ist im jetzigen Texte freilich dadurch verdunkelt, daß der spätere Doxograph es noch einmal für nötig gehalten hat, seine 'aus den Speiseresten entwickelten Gase' einzuführen (VI 32). Aber dazu paßt wieder seine eigene Ausführung nicht[3]. Denn wenn er sagt, daß ein Zuviel oder Zuwenig der Physa schädlich wirkt, weil dann eine zu starke Erhitzung oder Abkühlung eintritt, so ist die Voraussetzung offenbar, daß nicht die Physa als solche schädlich ist und Krankheiten verursacht, wie das bei den Gasen nach ihm selber der Fall sein müßte (VI 13), sondern die Physa in abnormem Zustande. Auch hier wird alles klar, wenn wir an die mit den Speisen eingedrungene Luft denken, das Pneuma, das an sich unschädlich, ja lebensfördernd ist, aber bei anormaler Quantität und Temperatur Störungen hervorruft.

Alle Schwierigkeiten dieses Berichts, die den Erklärern Kopfzerbrechen verursacht haben, verschwinden mit einem Schlage, wenn wir den Begriff der erst im Körper entstehenden Gase ausschalten und unter Physa die von außen in den Leib eingedrungene Luft verstehen. Dann ergibt sich ein folgerichtiger Gedankenfortschritt: „Nach Hippokrates haben die Krankheiten ihre Ursache in einer falschen Ernährung, durch die mit den Speisen in unzweckmäßiger Weise Pneuma in den Leib dringt. Diese Erklärung beruht auf Hippokrates' Grundanschauung, nach der das Pneuma entscheidende Bedeutung für den Menschen hat. Es ist für ihn lebensnotwendig, kann aber innerhalb des Leibes bei anormalem Zustande auch störend und lebenshemmend wirken."

Menons Bericht ist ein einheitliches Ganzes, dessen Aufbau durch das spezielle Thema bestimmt ist. Denn Menon will hier nicht etwa einen Überblick über Hippokrates' gesamtes Lehrsystem geben; er redet nur von den Krankheitsursachen, die Hippokrates angenommen hat; ja, er grenzt das Thema noch enger ab. Während π. φυσῶν 5 unter den Krankheitsursachen auch die mit der äußeren Luft eingeatmeten Miasmen anführt, beschränkt sich unser Bericht bewußt auf die Krankheiten, die durch falsche Ernährung hervorgerufen werden. Ob dies durch die Anlage von Menons Werk bedingt war, oder ob hier erst die spätere Doxographie abgrenzend und umgruppierend eingegriffen hat, wird sich nur durch eine genaue Analyse des Anonymus feststellen lassen [1]. Sicher hat Menon weit mehr über Hippokrates gewußt und auch vorgetragen, als wir hier lesen. Das müssen wir nach den anderweit erhaltenen Fragmenten seines Sammelwerkes (Diels S. 76) annehmen.

Die sachliche und formale Berührung von Menons Bericht mit der Schrift περὶ φυσῶν ist so eng, daß sie nicht auf Zufall beruhen kann. Andrerseits kann nicht etwa das Ganze von dort entnommen sein, wie allein schon der dort fehlende Vergleich mit der Wasserpflanze Stratiotes beweist, auf den wir noch näher eingehen werden. Das Richtige hat schon 1901 Blaß gesehen [2]: Menon hält sich an eine uns verlorene Schrift, die auch der sophistische Verfasser von π. φυσῶν für seine Epideixis herangezogen hat [3]. Daß die aristotelische Zeit noch in der Lage war, echte Schriften des Hippokrates, der ja bis tief ins vierte Jahrhundert gelebt hat, zu kennen und zu erkennen, müssen wir bis zum Beweise des Gegenteils glauben. Die Anstöße, die man an Menons Bericht genommen hat, fallen nicht ihm zur Last, sondern dem späteren Bearbeiter. Wir haben also keinen Anlaß zu bezweifeln, daß Menon eine authentische Darstellung von Hippokrates' Lehre gegeben hat.

Die Ergebnisse, zu denen wir damit gelangt sind, haben weittragende Folgerungen für das Verständnis der gesamten Doxographie des Anonymus. Wir sahen: so gewiß schon dem Peripatos der Begriff der Perittomata geläufig war, so sicher ist es doch, daß ihn in den Bericht über die hippokratische Lehre wie in die Wiedergabe der platonischen nicht schon Menon, sondern erst die spätere Doxographie hineingetragen hat. Damit ergibt sich von selber, daß diese Darstellung nicht in einem Abschnitt gestanden haben kann, der die Perittomata als Krankheitsursache behandelte [4]. Es taucht aber auch die Frage auf, wie es mit dem ganzen Anordnungsprinzip steht, das die Krankheitsursachen nach den Stichworten 'Perittomata — konstitutive Elemente' gliedert. Tatsächlich kann auch dieses nicht ursprünglich, menonisch sein. Denn es ist gar nicht wirklich durchgeführt. So lesen wir col. XI 22 bei Hippon nichts von den Perittomata, sondern von der dem Körper eigenen Feuchtigkeit, deren qualitative Veränderung die Krankheit verursacht. XI 42 wird dasselbe bei Thrasymachos vom Blute ausgesagt, das in Phlegma oder Galle oder Fauliges übergehe. Dann fährt der Anonymus freilich fort (XII 8): „Ganz ähnlich lehrt Dexippos von Kos, der annimmt, die Krankheiten entständen aus den Perittomata der Nahrung." Aber wenn dieser Begriff gleich dahin erläutert wird: „das heißt, aus Phlegma und Galle", so haben wir gewiß hier ebenso wie VI 31 mit einem Eingriff des Doxographen zu rechnen. Denn der Hippokratesschüler Dexippos hat Phlegma und Galle gewiß nicht anders angesehen als der Verfasser der Schriften über die Heilige Krankheit und über die Umwelt oder als Polybos, der sie nicht etwa für Produkte der Speisereste hält, sondern ausdrücklich als die konstitutiven Elemente des menschlichen Körpers erweisen will — „diese vier Bestandteile bilden für den Menschen die Natur des Leibes, und auf ihnen beruht Krankheit und Gesundheit" (Nat. d. Menschen 4) — und in Kap. 7 ausführt, daß diese Stoffe von jeher im menschlichen Körper vorhanden sind [1] und nicht etwa durch die Nahrung, sondern unter dem Einfluß der Feuchtigkeit und Temperatur der Jahreszeiten wachsen und abnehmen [2]. Schon vor Aristoteles ist allerdings der bedeutungsschwere Schritt getan worden, daß man Phlegma und Galle aus solchen konstitutiven Elementen zu nachträglichen Perittomata machte [3]. Aber Menon stand dieser Entwicklung noch zu nahe, um auf Plato oder auf Hippokrates und seine Schüler die neue Anschauung zu übertragen. Erst einer viel späteren Zeit ist sie so selbstverständlich geworden, daß die Doxographie auch die älteren Theorien aus dieser Perspektive sah und — verfälschte [4]. Was das für die ganze Geschichte der älteren Medizin bedeutet, kann hier nur angedeutet werden. Wir müssen uns auf Hippokrates beschränken.

Da gilt es vor allem, Menons Bericht von der späteren Übermalung zu befreien. Ziehen wir außerdem — mit aller Vorsicht — zur Restauration die hippokratische Schrift heran, auf deren Gedankenkreis Menon Bezug nimmt, so wird folgendes Bild sichtbar, das der Peripatos von Hippokrates' Lehre hatte: Das notwendige und entscheidende Element für den menschlichen Organismus ist die Luft. In ihr ist er verwurzelt wie die Pflanze in ihrem Nährboden. Die Luft nimmt der Körper nicht nur auf dem Wege der Atmung in sich auf, sondern auch durch die Speisen und Getränke, in denen immer auch Pneuma enthalten ist. Auf dieser Luftzufuhr beruht des Menschen Leben und Sein. Wie überall, so ist freilich auch hier das rechte Maß notwendig. Ein Zuviel an Pneuma im Leibe kann ebenso schädlich wirken wie ein Zuwenig oder eine anormale Temperatur. So ist die Luft „für die Sterblichen Ursache des Lebens wie auch der Krankheiten"[1]. Hervorgerufen werden diese Krankheiten namentlich durch falsche Ernährung. Ist nämlich die aufgenommene Nahrung zu reichlich, zu verschiedenartig oder zu schwer, so vermag die innere Körperwärme sie nicht zu verdauen. Die Nahrung bleibt im Leibe und verstopft die natürlichen Ausgänge für das Pneuma, das mit ihr in den Leib gelangt ist. Daher muß sich dieses andere Wege durch den Körper bahnen. Das führt zu Störungen im Umlauf von Blut und Pneuma und weiterhin zu einer ungleichmäßigen Erwärmung oder Abkühlung der Blutzentren und des ganzen Körpers, die ihrerseits wieder auf das Pneuma zurückwirkt. Dieses selber verändert sein Wesen durch die anormale Temperatur. Fiebererscheinungen und andere Erkrankungen sind die Folge[2].

Wie stimmt zu dieser peripatetischen Darstellung der hippokratischen Lehre die Anschauung, die den Schriften über die Heilige Krankheit und über die Umwelt zugrunde liegt?

Auch dort ist die Luft das 'entscheidende' Element, nicht nur im menschlichen Organismus, sondern im ganzen Kosmos. Und wenn nach der Schrift π. φυσῶν das Pneuma in allen Speisen, ja überhaupt in allen Dingen vorhanden ist[3], so entspricht das ganz dem Weltgefühl des Arztes, der zwar nur vom Feuchten ausdrücklich das Gleiche aussagt (gleichlautend Heil. Krankh. 13 und Umw. 8 S. 62, 16), aber auch lebendig schildert, wie beim Südwind das Pneuma die ganze Natur durchdringt und wandelt (Heil. Krankh. 13). Auch dort gelangt die Luft von außen in den menschlichen Organismus und gibt ihm Leben und Bewußtsein. Bei der Atmung spricht die Schrift über die Heilige Krankheit (Kap. 7) freilich nur von Mund und Nase als den Hauptwegen; aber das geschieht in beiläufiger Erwähnung und schließt die Hautatmung 'durch den ganzen Leib', die ausdrücklich Epid. VI 6, 1 und bei Philistion (Anon. XX 47) festgestellt wird, keineswegs aus. Jedenfalls entspricht der Satz des Anonymus VI 20: „Wir sind in der Luft mit Nase und Mund und dem ganzen Körper verwurzelt" (VI 20 vgl. S. 68) ganz der Haltung unsrer Schriften. Und wenn es beim Anonymus unmittelbar vorher heißt: „Auf der guten Zirkulation des Pneuma beruht die Gesundheit, auf der schlechten die Krankheiten"[1], so liefert dafür die beste Illustration Heil. Krankh. Kap. 7 und 4, wo ausführlich geschildert wird, wie das Pneuma durch die Luftwege des Körpers zirkuliert und jede Störung des Umlaufs sofort Starre und andre Krankheitserscheinungen bewirkt. Von dem Phlegma, dessen Einströmen dort die Stockungen hervorruft, ist allerdings in Menons Bericht nicht die Rede, da dieser nur von den Ernährungskrankheiten spricht. Dafür ist es beide Male die übermäßige Erwärmung oder Abkühlung, die zur Erklärung der physiologischen Vorgänge dient (Anon. VI 38, Heil. Krankh. 6. 10. 15), und hier wie dort gilt als das Entscheidende, ob die konstitutiven Kräfte des Körpers das störende Element 'überwältigen' oder nicht[2].

Am interessantesten ist aber der hippokratische Vergleich, den Menon für so charakteristisch gehalten hat, daß er ihn VI 18 ff. ausführlich wiedergibt: „Wir teilen das Los der Pflanzen. Denn wie jene im Erdreich verwurzelt sind, so sind auch wir in der Luft verwurzelt, durch Nase, Mund und den ganzen Körper. Genauer gesagt[3], gleichen wir jenen Pflanzen, die Stratiotes heißen. Denn wie jene im feuchten Element verwurzelt sind und bald zu diesem bald zu jenem Wasser hintreiben, so sind auch wir gleichsam wie Pflanzen in der Luft verwurzelt und dabei in Bewegung, indem wir bald nach dieser bald nach jener Richtung gehen." Der Vergleich des Menschen mit der Pflanze, die durch die Wurzeln ihre Nahrung aus dem Erdboden zieht, war längst geläufig. Hippokrates hat ihn durch den Vergleich mit einer ganz bestimmten Pflanze ersetzt. Was hat er damit sagen wollen?

Der Stratiotes aloides L., der keineswegs, wie Plinius XXIV 169 behauptet, nur in Ägypten wächst, sondern in ganz Mitteleuropa in stehenden oder langsam fließenden Gewässern vorkommt und im Volksmund 'Krebsschere', 'Wassersäge' o. ä. genannt wird, ist eine freischwimmende Wasserpflanze, etwa 15—30 cm hoch, mit fleischigen, schwertartigen — daher wohl der Name Stratiotes —, in einer Rosette stehenden Blättern, die mit ihrem oberen Teile aus dem Wasser emporragen. [1] Im Gegensatz zu den übrigen Pflanzen ist diese also nicht durch ihre Wurzeln an einen bestimmten Standort gebunden, sondern sie bewegt sich wie das Tier — freilich nicht aus eigenem Willen [2] — nach der Richtung, wo sie ihre Nahrung findet. Aber wichtiger ist noch, daß sie ihre Wurzeln nicht in das feste Erdreich senkt, sondern in das Wasser, so daß der Betrachter die lebendige Vorstellung bekommt, wie dieses feuchte Element nicht nur von einem Punkte aus den Organismus ernährt, sondern ihn von allen Seiten umfaßt und durchdringt, bis in die äußersten Spitzen der fleischigen Blätter hinein, — ganz wie der Mensch „mit der Luft verwurzelt ist, die er mit seinem ganzen Körper in sich aufnimmt".

Das Ganze ist also ganz gewiß keine 'spielende Vergleichung', die ein beliebiger Sophist oder späterer Doxograph ausklügeln konnte; es ist der unmittelbare plastische Ausdruck für ein Weltgefühl, das den Menschen in innigsten Kontakt mit der umgebenden Luft setzte und dabei Menschen, Tiere und Pflanzen gleichermaßen als Teile des lebenerfüllten und beseelten Kosmos sah. Es ist das Weltgefühl, das besonders Heil. Krankh. 13 zum Ausdruck drängt, aber auch in der Schrift über die Umwelt herrscht; und dem scharfen Naturbeobachter, der überall nach den Zusammenhängen forschte, werden wir es gern zutrauen, daß ihm beim Anblick dieser Pflanze das Gegenbild des Menschen auftauchte [3]. Noch eine Eigentümlichkeit mochte ihm dabei auffallen, die den Stratiotes vor anderen freischwimmenden Wasserpflanzen auszeichnet: er hat seine Wurzeln im Wasser; aber seine Blätter liegen nicht flach auf, sondern sind steil emporgerichtet und recken sich jedenfalls zur Blütezeit in die Luft empor. Mußte nicht auch dies dem Manne bedeutsam erscheinen, der wie Diogenes überzeugt war, daß der Mensch seinen Geist erst dann voll entfaltet, wenn er sich über die feuchten Regionen des Bodens in die reine Luft erhebt? [4]

Menon hatte guten Grund, den Vergleich mit dem Stratiotes in seine Doxographie aufzunehmen. Denn er ist der anschaulichste Ausdruck für das, was Menon als den wesentlichsten Zug in Hippokrates' Lehre empfand. Das ist die entscheidende Bedeutung, die das Pneuma für den menschlichen Organismus hat. Diese Darstellung ist modernen Forschern so überraschend gekommen, daß sie sogar gemeint haben, Menons Bericht müsse durch den Einfluß stoischer Pneumalehre getrübt worden sein [1]. Das ist verständlich, da wirklich das Pneuma in den meisten Schriften des Corpus gegenüber der Säftelehre ganz zurücktritt. Eine einzige Schrift gibt es außer der Epideixis περὶ φυσῶν, auf die Menons Charakteristik der hippokratischen Lehre haarscharf zutrifft. Das ist die Schrift über die Heilige Krankheit, mit der auch in dieser Hinsicht am engsten die Schrift über die Umwelt verbunden ist.

Endlich zu Plato.

Im Gorgias hatte Plato das Problem, ob die Rhetorik eine Techne oder nur eine unwissenschaftliche Routine sei, von der ethischen Seite her behandelt. Im Phaidros nimmt er es in veränderter Stimmung vom methodischen Gesichtspunkt aus wieder auf. S. 266d bis 269c zeigt er, daß jedenfalls das, was die geläufigen rhetorischen Lehrbücher bringen, mit einer eigentlichen Techne noch nichts zu tun hat, und stellt dann mit bewußtem Kontrast dieser kleinlichen Auffassung das entgegen, was für ihn Voraussetzung jeder Wissenschaft ist: Alle großen Technai brauchen als Fundament die Einsicht in die Natur der Dinge, eine 'Meteorologie', die sich über die Niederungen des Irdischen erhebt, aber auch nicht im Sinnlichen stecken bleibt, sondern bis zum Wesen von Denken und Geist vordringt, so wie es Anaxagoras getan hat [2]. In dessen geistiger Welt hat Perikles die Ausbildung genossen, die ihn neben seiner genialen Anlage zum vollkommenen Redner machte.

„Wie meinst du das?" fragt der junge Phaidros, und Sokrates erläutert das Gesagte, indem er auf die schon im Gorgias (464) vorgetragene Scheidung der Technai zurückgreift: Die Rhetorik, die als Psychagogie die Seelen beeinflussen will, geht der auf den Körper einwirkenden Medizin parallel, und beide erheben sich dann über das Niveau der bloßen Empirie, wenn sie die Natur ihres Objektes, der Seele oder des Körpers, wirklich erkennen. Dafür gibt es aber nur einen Weg: „Glaubst du von der Seele, man könne ihre Natur in einer den Geist befriedigenden Weise begreifen ohne die Natur des Ganzen?" [3] Ohne Zögern gibt Phaidros die Antwort: „Wenn man Hippokrates, dem Sproß der Asklepiaden, folgen soll, so ist das auch beim Körper nicht ohne diese Methode möglich."

Schon die einleitende Frage „Wie meinst du das?“ zeigt, wie wir diese Sätze auffassen sollen. Sie bringen eine Erläuterung für das, was vorher in allgemeinen Ausdrücken über die wissenschaftliche Grundlage jeder großen Techne gesagt ist. Jetzt hören wir konkret: Jede Techne muß, um das Wesen ihres Objektes wirklich zu erfassen, dieses im großen Zusammenhang 'des Ganzen' sehen. Für den, der willig Platos Gedankengang folgt, bedarf es kaum sprachlicher Parallelen, um zu erkennen, daß dieses 'Ganze' nur das All sein kann, der Kosmos, den man als Ganzes kennen muß, um über seine Teile, auch über Seele und Leib der Einzelwesen, Klarheit zu gewinnen. Das ist die 'Meteorologie', die Anaxagoras getrieben hat und aus der die geistige Höhenlage von Perikles' Redekunst zu erklären ist [1].

Es ist die Methode, die Plato selber befolgt. Dieser ganze Abschnitt des Phaidros steht ja in engstem inneren Zusammenhange mit dem, was Plato im ersten Teile des Dialoges vorgetragen hat. An diesen sollen wir dauernd denken; und den Satz, man könne das Wesen der Seele nicht ohne Einsicht in das Wesen des Alls verstehen, kann Plato nur deshalb ohne Begründung hinstellen, weil sein Sokrates in der zweiten Erosrede praktisch nach dieser Methode verfahren ist. Sokrates stellt sich dort die Aufgabe (245c) „die Wahrheit über die Natur der Seele zu erkennen“, präzisiert sie aber sofort dahin, man müsse „die göttliche wie die menschliche Seele“ erforschen [2]. Denn die 'Seele' ist ja nicht auf den Menschen beschränkt. Sie ist das Prinzip, das überall die Sorge für das Unbeseelte hat (246b). „Seele umwandelt den ganzen Himmel, bald diese Gestalt annehmend, bald jene.“ Ist sie vollkommen und beschwingt, so nimmt sie den Weg droben in der Höhe und durchwaltet den ganzen Kosmos [3]. Nur beim Verlust des Gefieders sinkt sie in tiefere Regionen herab, wo sie sich mit einem Leibe zum sterblichen Doppelwesen verbindet. In ihrer wahren Natur gehört sie auf die Seite der Gottheit und schaut mit ihr den überhimmlischen Raum und die Wahrheit, die nur dem göttlichen Geiste zugänglich ist, der sich vom Denken und reinen Wissen nährt. Sicher ist es Absicht, wenn wir schon hier dieselben Termini hören, die Plato nachher in der Charakteristik des Anaxagoras wieder gebraucht, der bis zum Wesen von 'Geist' und 'Denken' vorgedrungen ist [4]. Wie Perikles erfährt auch Anaxagoras jetzt die Anerkennung, die Plato ihm früher versagt hat. Zugleich lehrt allerdings den Leser der ganze Dialog, daß erst eine neue Methode gefunden, eine wirkliche Klarheit über das Wesen des Alls und die Natur des Geistes und der Seele angebahnt werden mußte, um die Redekunst wahrhaft wissenschaftlich zu betreiben und jene geistige Höhe zu erklimmen, die erfolgreich im Hinblick auf die letzten Ziele schaffen kann [1].

Um von der wahren Natur der Menschenseele eine Anschauung zu geben, mußte also schon in der Erosrede Sokrates zugleich die 'göttliche' Seele und die Natur des Alls ins Auge fassen. Daran sollen wir denken, wenn Plato 270c erklärt, weder die Natur des Körpers noch die der Seele könne man ohne Einsicht in die Natur 'des Ganzen' verstehen. Aber diese Einsicht bedarf beide Male noch einer Ergänzung. Die Menschenseele hat ihr Wesen nicht in seiner ursprünglichen Reinheit bewahrt, und Sokrates mußte deshalb auch von ihrem Fall, von ihren niederen Kräften und ihrer Verbindung mit dem sterblichen Leibe, von ihrem Leiden und Tun im irdischen Leben reden. Gerade mit dem irdischen Doppelwesen hat es aber die praktische Psychagogie, die Rhetorik, zu tun. So ist es eine selbstverständliche Parallele zur Erosrede, wenn Plato 270d dazu übergeht, von den Teilen der Seele, ihren Funktionen, von ihrem Tun und Leiden, von der Art, wie man auf sie einwirken kann, zu reden. Denn über all dies muß der wissenschaftliche Psychagoge Klarheit haben, so gut wie der Arzt über die entsprechenden Organe und Vorgänge des Körpers. Deutlich ist auch hier das Vorbild der wissenschaftlichen Medizin, und ausdrücklich wird noch einmal auf ihre analoge Aufgabe hingewiesen [2]. Wenn dann freilich als erstes Erfordernis für den ernsten Lehrer der Redekunst hingestellt wird, er müsse darstellen und 'sehen lassen', ob die Seele ein einheitliches gleichartiges Wesen ist oder vielgestaltig nach der Art des Körpers, so erinnert auch dies noch einmal daran, wie Plato selber diese Aufgabe in der Erosrede gelöst hat.

Schon im Gorgias war für Plato die Medizin der Typus einer wissenschaftlichen Techne, weil sie imstande ist, über die Natur ihres Objektes, des menschlichen Körpers, und über die Mittel, die sie anwendet, 'vernunftgemäß Rechenschaft zu geben' [3]. Jetzt verweist er auf sie, um nach ihrem Vorbild die wissenschaftliche Psychagogie zu begründen, und es bedeutet eine hohe Anerkennung, wenn er nicht nur im einzelnen ihre Methoden annimmt, sondern ausdrücklich auch ihre Fundamentierung in einer philosophischen Haltung, einer allgemeinen Naturerkenntnis, rühmt.

Diese medizinische Wissenschaft verbindet sich für ihn mit dem Namen eines einzelnen Mannes. Schon S. 268a hat er allerdings den Arzt Eryximachos und seinen Vater Akumenos als Zeugen dafür zitiert, daß man nicht nur die Rezepte kennen, sondern auch die Kunst der rechten Anwendung beherrschen müsse. Aber da stehen wir noch im Praktischen, und wenn Eryximachos als der 'Freund des Phaidros' eingeführt wird [1], so empfinden wir seine Nennung als etwas Zufällig-Persönliches, das durch die Gesprächsführung bedingt ist. Ganz anderes Gewicht hat es, wenn nachher rein sachlich 'der Sproß der Asklepiaden' Hippokrates mit dem größten Redner und seinem philosophischen Lehrer auf die gleiche Rangstufe gestellt wird, weil er wie diese seine Kunst auf wahrhaft wissenschaftlicher Grundlage betrieben hat. Hippokrates wird damit von dem Begründer der wissenschaftlichen Philosophie als der eigentliche Vertreter der wissenschaftlichen Medizin gekennzeichnet.

Nach der antiken Biographie hat Hippokrates ein sehr hohes Alter erreicht [2]. So hat Plato hier vielleicht dem kürzlich Verstorbenen ein Denkmal gesetzt, ähnlich wie er es bei Theätet und Aristophanes getan hat.

Ob Plato an bestimmte literarische Veröffentlichungen des Hippokrates denkt, läßt sich nicht von vornherein sagen. Sicher waren es nicht die internen Krankenjournale der Epidemienbücher oder die chirurgischen Fachabhandlungen, die ihn in seinem Urteil bestimmten. Wohl aber konnte er in den Schriften über die Heilige Krankheit und über die Umwelt eine Haltung finden, die von dem wissenschaftlichen Geiste des Verfassers zeugte, weil sie den Menschen aus dem ganzen Kosmos heraus verstehen wollte, und weil sie zugleich an dem körperlichen Organismus eine exakte Einzelforschung trieb, wie sie Plato selber bei der Seele für notwendig hielt, wenn man die Psychagogie wissenschaftlich begründen wolle (270d). Und hier können wir wohl noch einen Schritt weiter gehen.

Πᾶσαι ὅσαι μεγάλαι τῶν τεχνῶν προσδέονται ἀδολεσχίας καὶ μετεωρολογίας φύσεως πέρι — „Alle wahrhaft großen Künste können Geschwätz und Himmelsspekulation über die Natur nicht entbehren" beginnt Plato programmatisch 269e seine Erörterung. Als er das tat, mochten ihm eigene Worte im Ohre klingen, die er nicht lange vorher geschrieben hatte. In der Politeia (S. 488), wo er den gegenwärtigen Staat mit einem Schiffe verglich, hatte er mit bitterer Ironie geschildert, wie die betrunkenen Matrosen den wahren Steuermann beiseite drängen und ihn, weil er Jahr und Jahreszeiten und Himmel und Sterne und Winde und was sonst zur Techne gehört, beachtet, einen 'Himmelsgucker und Schwätzer' schelten [1]. Damals ergab sich aber der spöttische Ausdruck aus der Situation des Bildes. Im Phaidros liegt die 'Himmelsspekulation', die 'Meteorologie', an sich ferner, und das Wort paßt nicht recht zu dem Zusatz 'über die Natur', da man neben diesem wohl einen allgemeinen Ausdruck wie 'Forschung' erwartet, nicht aber den speziellen, der selber doch schon die Beschäftigung mit einem Teile der Natur bezeichnet. Man hat deshalb sogar an Unechtheit des Wortes gedacht [2]. Das war verfehlt, weil Plato offenbar mit diesem Worte eine bestimmte Absicht verfolgt. Immer wieder spotteten Männer wie Isokrates über seine Beschäftigung mit Mathematik und Astronomie. Ihnen gegenüber will Plato hier ein Bekenntnis zu diesen Studien ablegen. Das Wort 'Meteorologie', das Plato sofort durch Wiederholung hervorhebt, wäre damit allerdings noch nicht erklärt, denn jedenfalls in den Schriften des Isokrates kommt es nicht vor [3]. So wird man für die Wahl des Wortes nach einem anderen Anlaß suchen. Nun hatte sich aber zu eben dieser 'Meteorologie' in genau derselben Haltung, mit demselben Stolze und derselben Zuversicht auf die eigene Wissenschaft fünfzig Jahre früher ein anderer Mann programmatisch in einer Schrift bekannt, die Plato sicher gelesen und nicht lange nach der Abfassung des Phaidros für seine eigene Forschung ausgenützt hat (S. 46). Das ist der Verfasser der Schrift über die Umwelt (Kap. 2, vgl. S. 5). Wie willkommen es Plato war, auf den verwandten Geist der wissenschaftlichen Medizin hinweisen zu können, zeigt die ganze Phaidrosstelle. Ist da die Vermutung zu kühn, daß er mit dem merkwürdigen Worte 'Meteorologie' auf den Eingang der vielgelesenen Schrift anspielte, — genau so wie er vorher

(266d ff.) dauernd mit einzelnen Termini auf die verschiedensten Lehrer der Rhetorik hindeutet?[1] Und daß er dies deshalb tat, weil er diese Schrift für ein charakteristisches Werk des Arztes hielt, den er sofort als den Vertreter der wissenschaftlichen Medizin zitieren wollte?

Aus der medizinischen Doxographie hat uns ein später Autor ein Hippokrateswort aufbewahrt, das in seinem heraklitisierenden Stil wohl eine Umformung zeigt, dem Sinne nach aber sicher Hippokrates' Ansicht wiedergibt: „Soviele Heilkunde treiben und ermangeln der Naturerkenntnis, deren Erkenntniskraft wälzt sich in Dunkel dahin und bleibt noch im Alter stumpf“ [2]. Er fährt dann fort, Diokles von Karystos habe dasselbe erklärt und noch ausdrücklicher die Astronomie gerühmt, die schon die Alten für die Prognose der Krankheiten herangezogen hätten. Danach hat also in Platos Zeit der Mann, der damals in Athen der angesehenste Arzt war und der 'junge Hippokrates' genannt wurde, sich zum Programm des Hippokrates und zu seiner 'Astronomie' bekannt. Um so lieber werden wir glauben, daß Plato — vielleicht eben durch Diokles angeregt — das Gleiche getan hat.

Freilich ist diese späte Notiz nicht unbedingt zuverlässig, und ein zwingender Beweis, daß Plato gerade die Schrift über die Umwelt zitieren wollte, läßt sich nicht führen. Das Entscheidende ist, daß zu dem, was Plato über Hippokrates sagt, wieder keine Schriften besser passen als die beiden, die uns besonders beschäftigt haben.

Plato und Aristoteles sind nicht nur die ältesten und sichersten, sondern sogar die einzigen Zeugen, auf die wir uns verlassen können, wenn wir über Hippokrates Authentisches feststellen wollen. Die Prüfung ihrer Aussagen führt zu einem Ergebnis, das sich zwar auch nicht mit mathematischer Sicherheit erweisen läßt, aber bei dem Stande unsrer Überlieferung ein Höchstmaß von Wahrscheinlichkeit beanspruchen darf. Es lautet:

Der Arzt, dessen starke wissenschaftliche Persönlichkeit und dessen ungewöhnlich großen Einfluß auf die Zeitgenossen wir vorher kennen gelernt haben, ist kein anderer als der große Hippokrates.

Von ihm stammen die Schriften über die Heilige Krankheit und über den Einfluß der Umwelt. Ihm gehören außer dem Prognostikon wohl sicher auch die Krankenjournale der ältesten

Epidemienbücher, die jedenfalls ganz nach seinen wissenschaftlichen Gesichtspunkten angelegt und verwertet sind. Auch Epid. II. IV. VI sind nach der gleichen Methode geführt. Doch müssen hier noch weitere Untersuchungen angestellt werden, ob die sachlichen und formalen Abweichungen, die zweifellos vorhanden sind, zur Annahme eines andern Verfassers zwingen oder sich aus der Entwicklung desselben Mannes erklären lassen.

Unter den sonstigen Schriften des Corpus sind es in erster Linie die chirurgischen Fachbücher, bei denen man an hippokratischen Ursprung denken kann [1]. Denn an der Einrenkung des luxierten Oberschenkels, die dort gelehrt wird [2], hat nach Galen XVIII A 731 schon Ktesias Kritik geübt und dabei, wie es scheint, ausdrücklich Hippokrates genannt [3]. Liest man als Laie diese Schriften, so freut man sich an der temperamentvollen, mit Ironie und Sarkasmus gewürzten Polemik gegen die unwissenschaftlichen Kollegen, die nur darauf ausgehen, das Publikum zu verblüffen. „Die Leute, die ohne Sinn und Verstand nur ihre Handfertigkeit zeigen wollen, die freuen sich, wenn sie auf einen Nasenbruch stoßen, um ihn verbinden zu können. Einen Tag oder zwei ist dann der Arzt sehr stolz, und der Bandagierte hat seine Freude daran. Dann hat schnell der Bandagierte die Sache satt; denn der Verband ist lästig. Der Arzt aber hat seine Genugtuung, wenn er gezeigt hat, daß er eine Nase schön verbinden kann." „Ein häßlicher Anblick und ein großer Schade ist es, wenn man einen Schenkel bei der Heilung kürzer macht. Da wäre es schon für den Patienten, der schlecht geheilt werden soll, besser, wenn er gleich beide Beine bräche. Denn dann bleibt er wenigstens im Gleichgewicht mit sich selber" [4]. Das ist ganz der Ton, in dem die Schriften über die Heilige Krankheit und über die Umwelt gegen das Pfuschertum polemisieren. Aber solche Argumente erweisen natürlich nicht den gleichen Verfasser. Hier müssen die Mediziner entscheiden, ob diese Annahme sachlich möglich ist [5]. Daß Hippokrates auch Chirurg gewesen ist, werden wir ohnedies als selbstverständlich voraussetzen.

HIPPOKRATES UND DIE BEGRÜNDUNG DER WISSENSCHAFTLICHEN MEDIZIN

Auch bei den Griechen hat es eine Priestermedizin gegeben, die bis in die Kaiserzeit hinein ihre Gläubigen fand und auf psychischem Wege auch Erfolge erzielte. Aber schon das Epos nimmt von ihr kaum Notiz. Der Arzt, der in den Augen der ionischen Gesellschaft „als einzelner Mann soviel wert ist wie viele andere", hat sich seinen Ruf durch naturgemäße Wundbehandlung erworben. Sicher haben auch auf diesem Gebiete die Griechen praktisch vieles von den alten Kulturvölkern gelernt. Aber wenn daraufhin nicht nur paradoxiefreudige Männer wie Much die griechische Wissenschaft als solche aus dem Orient ableiten wollen, verkennen sie deren Geist ebenso wie den des Orients [1]. Zu denken sollte ihnen schon eine Tatsache geben: Bereits im sechsten Jahrhundert war die Überlegenheit der griechischen Medizin so groß, daß Dareios den kriegsgefangenen Griechen Demokedes allen seinen Hofärzten vorzog. Und seitdem haben mehr als einmal die Perserkönige ihre Leibärzte aus den Griechen gewählt. Um 400 war es diesen selber feststehende Wahrheit, daß es nur bei ihnen, nicht bei den Barbaren eine ärztliche Kunst gäbe [2].

Demokedes stammte aus dem unteritalischen Kroton, das damals als die Heimat der besten Ärzte galt [3]. In Kroton wirkte wohl schon zu seiner Zeit der erste Arzt, dessen wissenschaftliche Bedeutung wir noch heute fassen können, weil er seine Lehre auch literarisch vertreten hat und seine zunächst nur für bestimmte Kreise verfaßte Schrift bald weite Verbreitung fand.

Alkmaions große Tat ist, daß er sich von der Volksanschauung freimachte, die in Herz oder Zwerchfell das Zentralorgan des Menschen sah, und daß er im Gehirn den stofflichen Träger von

Bewußtsein und Denken erkannte. Möglich war diese Entdeckung nur dadurch geworden, daß Alkmaion anatomische Studien über die Sinnesorgane anstellte und darauf physiologische Theorien baute. Niemals wäre er dazu von der Priestermedizin aus gekommen. Er war ein religiöser Mensch; aber sein Glaube wurzelte nicht im Asklepioskult, sondern in der Philosophie des Pythagoras, dem er als junger Mensch nahegetreten war. Die Unsterblichkeit der Seele, die dieser als Dogma verkündete, suchte der Arzt — wie später nach seinem Vorbilde Plato — dadurch wissenschaftlich zu begründen, daß er sie als Träger ewiger Bewegung erwies. Echte Religiosität und wissenschaftlicher Sinn stehen geeint am Anfang der griechischen Medizin.

Aus der Welt des Pythagoras brachte Alkmaion die Neigung zur theoretischen Spekulation mit, die den menschlichen Organismus wie den Makrokosmos aus gegensätzlichen Qualitäten verstehen wollte. Aber daraus erwuchs auch die seitdem in der griechischen Medizin herrschende Lehre vom Gleichgewicht der Qualitäten und Kräfte, das die Gesundheit begründe, und die Erkenntnis, daß es das Ziel jeder ärztlichen Tätigkeit sein müsse, etwaige Störungen dieser Harmonie zu beseitigen. Und vor einem Überwuchern der spekulativen Neigungen schützte ihn der Tatsachensinn und die scharfe Beobachtungsgabe, die er als echter Hellene in sich trug.

Seit Alkmaions Tode war vielleicht schon eine Generation vergangen, als in einem ganz anderen Teile der griechischen Welt, in Kos, im Jahre 460 Hippokrates das Licht der Welt erblickte [1]. Sein Geschlecht führte sich auf Asklepios selber zurück. Aber das bedeutete ganz und gar nicht etwa eine Priestermedizin. Ein staatlicher Kult des Asklepios ist nach Ausweis der Ausgrabungen erst im vierten Jahrhundert in Kos eingerichtet worden. Die Asklepiaden waren keine Priester, sondern ein altangesehenes Geschlecht, das Asklepios als seinen Ahnherrn betrachtete, weil in ihm seit alters ärztliche Kunst gepflegt und vom Vater auf den Sohn vererbt wurde [2]. Das vertrug sich mit dem Adel so gut wie das königliche Kaufmannstum mit der Aristokratie von Milet und Florenz.

So stand Hippokrates im Banne einer langen Geschlechts- und Berufstradition. Aber seine Jugend fiel in eine Zeit, in der bereits eine aufstrebende Generation das Herkommen nicht mehr als großes Erbe, sondern vielfach als Hemmnis für die eigene Entwicklung empfand. Im perikleischen Athen, zu dessen Bannkreis auch Kos gehörte, fand dieses Gefühl seinen Ausdruck im Kampfe, den man dem 'Nomos', dem geschriebenen Gesetz wie dem ungeschriebenen Herkommen, ansagte. Und wenn man diesem Nomos bald als höhere Instanz die 'Natur' entgegenstellte, so war dafür der Boden nirgends besser vorbereitet als in der ionischen Kulturwelt, in der man freilich bisher den ethischen Problemen wenig Interesse zugewandt hatte, aber dafür seit langem gewöhnt war, die Natur des Kosmos in ihrer ganzen Weite zu erfassen und zu erforschen[1]. In den ärztlichen Kreisen galt es gewiß schon lange als selbstverständlich, daß die Kenntnis der menschlichen Physis, der allgemeinen wie der individuellen Konstitution, erste Voraussetzung für die medizinische Praxis sei. Für den jungen Hippokrates hat sich aber der Begriff der Physis wohl früh erweitert. Gerade die geschlossene Welt der heimatlichen Insel mochte das Gefühl dafür wecken, daß der Mensch mit seiner Umwelt innerlich verwachsen ist. Nicht nur am Krankenbett galt es also Beobachtungen anzustellen. Auch Wind und Wetter, Tier- und Pflanzenwelt mußten dazu helfen, den gesunden wie den kranken Menschen in seiner Physis zu verstehen.

Die erste Unterweisung wird Hippokrates wohl, wie die antike Biographie voraussetzt, bei seinem Vater erhalten haben. Aber ob es damals in Kos schon eine wirkliche ärztliche 'Schule' von Bedeutung gab, ist zweifelhaft, und jedenfalls trieb es Hippokrates bald aus der Enge der Heimat hinaus. Mehr gab es gewiß schon in dem benachbarten Knidos zu lernen. Der Herodikos, der in den Viten als Hippokrates' Lehrer genannt wird, war wohl nicht der Diätetiker von Selymbria, sondern der knidische Begründer der Zweisäftelehre (oben S. 38). Vor allen Dingen hat aber Hippokrates von der Möglichkeit Gebrauch gemacht, sich auch auf literarischem Wege zu bilden, und die Schriften des Alkmaion eifrig studiert. Von ihm übernahm er die Einschätzung des Gehirns, und offenbar hat er auch sonst methodisch wie sachlich viel von ihm gelernt. Mit Alkmaion einte ihn auch das Bedürfnis, für seine medizinische Ausbildung das breite Fundament in einer allgemeinen Naturerkenntnis zu legen. Die Lösung, die Alkmaion ein halbes Jahrhundert vorher vom pythagoreischen Denken aus gegeben hatte, konnte ihm aber nicht genügen.

Die unmittelbarste Erfahrung, die er als Arzt immer wieder machte, war der innige Kontakt, in dem der Mensch mit der Außenwelt steht, und dafür bot sich ihm die volle, tiefste Erklärung erst, als er mit dem medizinisch interessierten Philosophen Diogenes von Apollonia in geistige Berührung und vielleicht auch persönlichen Gedankenaustausch trat [1]. Jetzt wurde aus seinem Empfinden klare Anschauung und Erkenntnis: Der ganze Kosmos ist eine Einheit, durchwaltet von der einen Physis, die alles Geschehen nach ewigen Gesetzen regelt. Das bestimmende Element in dieser ist aber das Pneuma, die bewegte Luft, die in allem Seienden vorhanden ist und bis in die tiefsten Tiefen des Meeres wie bis in die feinsten Fasern des animalischen Organismus dringt. Auch der Mensch nimmt dieses Pneuma in sich auf, nicht nur durch Mund und Nase, sondern durch den ganzen Leib, in der Hautatmung wie mittels der Nahrung, die immer auch Pneuma in sich enthält. Das Pneuma ist das Lebenselement für den menschlischen Organismus wie das Wasser für die Wasserpflanzen, die es ernährt und bis in die äußersten Blattspitzen durchdringt. Auch die Teile des menschlichen Körpers haben nur soweit Leben und Empfindung, als sie vom Pneuma durchströmt werden. Absperrung vom Pneuma bedeutet für die Glieder Starre und Absterben.

Am stärksten konzentriert sich die eingeatmete Luft im Gehirn, und da der Mensch vom Tiere durch den aufrechten Gang geschieden ist, kann sie sich dort in reinster Form, ungetrübt durch die feuchten Ausdünstungen des Bodens, entfalten. Das Pneuma ist es, das dort als kombinierende Intelligenz, als Xynesis, die von den Sinneswerkzeugen übermittelten Eindrücke der Außenwelt zusammenfaßt und im Denken verarbeitet. Damit bestätigt sich Alkmaions Erkenntnis, daß das Gehirn das Zentralorgan des Menschen ist. Aber zugleich ermöglicht die neue Einsicht, über ihn fortzuschreiten und seine pythagoreisierende Anschauung von der Seele zu überwinden. Die Seele ist kein Sonderwesen, das als konstante Größe sich mit dem anders gearteten Leibe verbindet. Sie ist nichts anderes als das durch Ein- und Ausatmung sich ständig erneuernde innermenschliche Pneuma, das dem ganzen

Organismus Bewegung und Leben verleiht und in seiner konzentrierten Form die geistige Einheit und das Ich des Menschen konstituiert.

Von der rechten Zirkulation des Pneumas durch den Organismus hängt dessen Leben und Gesundheit ab. Darin liegt aber auch, daß jede Störung dieser Zirkulation das Leben hemmen muß und zerstören kann. Diese Störungen zu beseitigen und den naturgemäßen Zustand herzustellen ist die Aufgabe des Arztes.

Wichtiger als die Lehre selber ist hier der geistige Grund, aus dem sie erwachsen ist. Das ist die Erkenntnis, die dem alten Orient immer fremd geblieben ist: Einzige Norm für Denken und Handeln des Mediziners ist die Natur, nicht die kleine Physis des menschlichen Organismus, die der Arzt freilich auch genau kennen muß, sondern die Allnatur des Kosmos, die wie im Größten so im Kleinsten alles Werden und Geschehen wirkt und regelt, so daß dem menschlichen Arzte nur übrig bleibt, von ihr zu lernen und ihr nach seinen bescheidenen Kräften zu dienen und nachzuhelfen.

Aus solcher Erkenntnis heraus konnte dieser Mann über die sogenannte 'Heilige Krankheit' die programmatischen Sätze schreiben: „Keine Krankheit scheint mir göttlicher als die anderen zu sein noch heiliger, sondern natürlichen Ursprung haben auch die anderen Krankheiten, aus dem sie entstammen, natürlichen Ursprung und Grund aber auch diese" und daraus den Schluß ziehen: „Diesen Ursprung muß der Arzt kennen; dann wird er auch den rechten Weg finden, um der Krankheit entgegenzuwirken" [1]. Es ist zwar nicht die Geburtsstunde der wissenschaftlichen Medizin, die wir hier miterleben, wohl aber die Stunde, in der sie sich ihres eigenen Wesens und Wertes gegenüber allem Pfuschertum voll bewußt wird und den Drang in sich fühlt, ein stolzes Bekenntnis zu diesem Wesen abzulegen. Es ist eine Erklärung, die als Motto über der Geschichte der gesamten abendländischen Medizin stehen könnte. Der Orient konnte niemals diese Sprache reden. Denn ihm fehlt die gedankliche Voraussetzung für eine solche Erkenntnis. Das ist die Vorstellung einer Natur, die ausschließlich ihren immanenten Gesetzen folgt und keinem 'übernatürlichen' Eingriff unterliegt.

Orientalischer Einfluß ist wirklich auch im Corpus Hippocraticum erkennbar. Wenn in der Schrift 'Über die Siebenzahl' und an verwandten Stellen der Bücher über die Diät die medizinischen Vorstellungen durch ein starres Zahlenschema bestimmt werden, und wenn man dann etwa die Teile des Körpers auf der Erdkarte oder im Weltall wiederfindet, so wirkt da magisch-mythisches Denken des Orients nach. Aber aus diesem hätte sich niemals eine Wissenschaft entwickelt. Die wurde erst möglich, als der griechische Geist die äußerliche Parallele zwischen Mensch und Kosmos durch den Begriff der einen Physis überwand, die sich in beiden gleichermaßen auswirkt. [1]

Aus der Schrift über die Heilige Krankheit spricht reines Hellenentum. Hippokrates denkt naturwissenschaftlich; das empfindet man am stärksten in dem, was er über die Seele sagt. Aber das Wesentliche ist, wie dieser Vertreter der Naturwissenschaften zu der Natur steht. Wenn der Dichterprophet Aischylos bei seiner Deutung des Weltlaufs allenthalben das Walten von Zeus' Gerechtigkeit erkannte, wenn der Historiker Herodot in der Geschichte überall das geheimnisvolle Wirken der Gottheit ahnte, so empfand der Naturwissenschaftler im ewigen Wechsel von Sommer und Winter, in Sonne und Wind eine Macht, der er sich mit der gleichen Ehrfurcht vor dem Göttlichen beugte [2].

Soeben hat der Physiker Max Planck in seinem Vortrag 'Religion und Naturwissenschaft' die Frage aufgeworfen, „ob eine wahrhaft religiöse Gesinnung mit den uns von der Naturwissenschaft übermittelten Erkenntnissen verträglich ist", und sie bejaht, weil gerade die Naturwissenschaft lehre, daß „im gesamten Bereich der Natur eine bestimmte Gesetzlichkeit herrscht, welche unabhängig ist von der Existenz einer denkenden Menschheit" und uns auf eine vernünftige Weltordnung schließen läßt. Das ist ganz der Standpunkt des Hippokrates.

Und seiner Ehrfurcht vor der Gottheit tut es keinen Eintrag, wenn er das Göttliche auch im Menschen selber fand. Mit dem heiligen Bilde der Gottheit auf der Akropolis hat er den Geist verglichen, der vom Kopfe aus den Körper lenkt [3]. Aber das bedeutet keine überhebliche Selbstvergötterung. „Die Ärzte überlassen den Göttern den Vorrang; denn nicht schrankenlos ist ihr Können" erklärt im Sinne des Meisters die Schrift 'Über die würdige Haltung des Arztes' [4].

Und nun mußte der junge Hippokrates erleben, daß Leute auftraten, die vom Volke als Gottesmänner bestaunt wurden, weil sie sich vermaßen, durch Zauberei und Magie Einfluß auf die Gottheit zu üben, Sonne und Mond zu verdunkeln oder 'gottgesandte' Krankheiten zu bannen. Wie sich sein ganzes Innere gegen dieses unwürdige Spiel mit dem Göttlichen aufbäumte, zeigt eben der Eingang der Schrift über die Heilige Krankheit mit seiner leidenschaftlichen Polemik gegen dieses Treiben, das er nicht nur als unwissenschaftlich, sondern auch als Herabwürdigung der Religion empfindet. Gerade darum begnügt er sich aber nicht mit der einfachen Erklärung, daß die Krankheiten einen natürlichen Ursprung haben, sondern er gibt am Schluß der Schrift noch eine besondere Erläuterung: „Diese sogenannte Heilige Krankheit entspringt aus denselben Ursachen wie die übrigen, aus den Stoffen, die dem Körper zugeführt und entzogen werden, aus Kälte und Sonnenwärme und den wechselnden, niemals ruhenden Luftströmungen. All das ist göttlich. Und so darf man nicht die eine Krankheit absondern und göttlicher als die übrigen nennen, sondern alle göttlich und alle menschlich." Im Euthyphron hat Plato aus ethischen Motiven einer in äußeren Formalitäten aufgehenden Orthodoxie Sokrates' reine Religisität gegenübergestellt. Hier nimmt diese ein Vertreter der Naturwissenschaft gegenüber priesterlicher Ignoranz für sich in Anspruch.

Solche Töne darf nur anschlagen, wer sich gewiß ist, selber den rechten Weg gefunden zu haben und Besseres zu leisten. Hippokrates gibt in seiner Schrift über die Heilige Krankheit kein allgemeines Programm. Aber er zeigt hier wie in seinen späteren Abhandlungen konkret, wie der wissenschaftliche Mediziner verfahren muß.

Erste Voraussetzung ist die Kenntnis des menschlichen Körpers, der allgemein menschlichen Physis wie der Konstitution des einzelnen Patienten. Um den Bau des Körpers zu verstehen, werden anatomische Studien getrieben und Sektionen wenigstens an Tierleichen vorgenommen. Dann gilt es, sich auch von den physiologischen Vorgängen ein klares Bild zu machen; und wenn der Arzt hier auch oft darauf angewiesen ist, „aus dem Sichtbaren auf das Unsichtbare zu schließen", so ist es doch möglich, selbst von dem Wachstum des Fötus im Mutterleibe eine Vorstellung zu gewinnen. Von der Schärfe, mit der man die äußeren Veränderungen am

Menschen beobachtete, legt die Schilderung der facies Hippocratica Zeugnis ab, die aus dem Prognostikon bis in die Medizin der Gegenwart übergegangen ist. Aber der Blick des Arztes muß auch über den Menschen hinaus gehen. Denn der Mensch ist in eine bestimmte Umwelt hineingestellt. Wind und Wetter, Sommerhitze und Winterkälte, das feuchte Frühjahr und der Herbst mit seinen schnell wechselnden Temperaturen, Trinkwasser und Bodenverhältnisse der Heimat — all das wirkt auf den Organismus ein, bringt epidemische und individuelle Krankheiten, und nur der Arzt, der diese Umwelt genau studiert, wird seine Praxis erfolgreich ausüben können, zumal wenn er verschiedene Gegenden besucht.

Bei der einzelnen Erkrankung ist exakte Beobachtung der auftretenden Symptome, auch der scheinbar unwesentlichen, die erste Pflicht. Sorgfältig werden diese in Krankenjournalen aufgezeichnet, ebenso wie die notwendigsten Personalien des Patienten, Beginn, Verlauf und Ausgang der Erkrankung. Sogar eine Art Fieberkurve wird notiert. Der Einzelfall wird mit ähnlichen verglichen, um ein allgemeines Bild der Krankheit zu gewinnen, das dann wieder bei erneutem Auftreten die sichere Grundlage für die Diagnose und Prognose liefert. Das Ziel aber, dem diese Beobachtungen zustreben, ist die Erkenntnis der Krankheitsursache. Sie ist das entscheidende Moment in der medizinischen Wissenschaft. Nach seiner Gesamtanschauung kann Hippokrates die tiefste Ursache nur im Pneuma suchen, sei es in der eingeatmeten Luft selber, die Miasmen enthalten, zu feucht oder zu trocken, zu heiß oder zu eisig sein kann, sei es in anormalen Zuständen innerhalb des Organismus, die das eingedrungene Pneuma an der richtigen Zirkulation hindern oder seine Qualität verändern. Es ist wohl Einfluß der älteren knidischen Lehre, wenn Hippokrates dabei dem Phlegma und der Galle entscheidende Bedeutung beimißt, die entweder durch die individuelle Physis oder durch den Einfluß der Umwelt das Übergewicht in der körperlichen Anlage haben und deshalb vom medizinischen Standpunkt die Scheidung zweier konstitutionellen Anlagen erzwingen. Namentlich das Phlegma kann unter dem Druck zu großer Feuchtigkeit aus dem Gehirn in die Adern dringen und durch Abflüsse, 'Katarrhe', für das Pneuma die Wege verstopfen. Ähnliches kann aber auch die 'trockenere' Galle bewirken, und noch gefährlicher ist es, wenn das notwendige

Gleichgewicht der Säfte und Qualitäten durch unzweckmäßige Ernährung gestört wird. Vermag nämlich die Körperwärme diese nicht genügend zu verdauen, so findet das Pneuma, das auch mit der Nahrung in den Leib gelangt, nicht — in Blähungen — den natürlichen Ausgang. Es muß sich andere Wege suchen. Das führt zu anormaler Erhitzung oder Abkühlung einzelner Körperteile, die wieder auf das Pneuma zurückwirkt, aber auch zu Zirkulationsstörungen, die einzelne Glieder von Pneuma und Blut absperren und dadurch Lähmungen oder andre krankhafte Erscheinungen verursachen. So kann zu starke Erhitzung zunächst im Körper Fieber bewirken, das dann auch im seelischen Pneuma zu einem Verbrennungsprozeß und damit zum Tode des gesamten Organismus führt.

Aus der Erkenntnis der Krankheitsursache ergibt sich die Therapie von selbst. Jede Krankheit muß der Arzt dadurch zu bekämpfen suchen, daß er das, „was ihr am meisten feind ist", dem Körper zuführt[1] und das naturgemäße Gleichgewicht der Säfte und Qualitäten, auf dem die Gesundheit beruht, wiederherstellt. Im Gegensatz zu den Knidiern hielt Hippokrates von besonderen Arzneien nicht viel, sondern suchte durch richtige Diät der Natur zu ihrem Rechte zu verhelfen. 'Allopathisches' Verfahren und 'Naturheilmethode' stehen für ihn nicht im Gegensatz, sondern bedingen sich gegenseitig. Im ganzen ist sein Interesse für die Therapie viel geringer als das für die Ätiologie der Krankheiten.

Wie die anderen Ärzte seiner Zeit hat sicher Hippokrates auch die Spezialgebiete der Medizin beherrscht. Das Studium der Frauenleiden macht sich schon in der Schrift über die Umwelt stark bemerkbar, und für die Ärzte der Epidemienbücher ist die Gynäkologie selbstverständlich. Ebenso ist Hippokrates gewiß Chirurg gewesen, auch wenn ihm die Fachabhandlungen über dieses Gebiet nicht gehören sollten.

Seine Gesamtanschauung über die menschlichen Lebensbedingungen wirkt deutlich ein, wenn er ohne weiteres annimmt, daß alle Adern außer Blut auch Pneuma führen, oder wenn er alle inneren Krankheiten letztlich vom Pneuma her erklären will. Auch sonst können wir bisweilen einen 'Vorgriff' auf Grund seiner allgemeinen Theorien feststellen. Aber wie bei Alkmaion hat auch bei ihm die Theorie ihren Widerpart in der Empirie und exakten

Beobachtung. Fein hat das Verhältnis der beiden Elemente Goethe empfunden, als er die auf seiner italienischen Reise gemachten Beobachtungen systematisch verarbeiten und nach hippokratischem Vorbilde 'den Menschen in seinem nächsten Verhältnis zu den Naturumgebungen' studieren wollte. Am 30. Dezember 1795 schrieb er an Heinrich Meyer: „Ich habe auch diese Zeit die Abhandlung des Hippokrates: de aere aquis et locis gelesen und mich über die Aussprüche der reinen Erfahrung herzlich gefreuet, dabey aber auch zu meinem Troste gesehen, daß es ihm, wenn er hypothetisch wird, gerade geht wie uns, nur möchte ich seine Hypothesen eher den Schiffseilen und unsere Zwirnsfäden vergleichen“ [1]. Gerade in der von Goethe gelesenen Schrift kommt Hippokrates schnell zu allgemeinen Sätzen; aber er übersieht über der großen Linie die Abweichungen nicht, und die Macht der Theorie wird nie so groß, daß sie die unbefangene Einzelbeobachtung hindert. Hippokrates' Zeitgenossen neigten nur zu sehr zu luftigen Hypothesen. Bei ihm selber sind seine allgemeinen Theorien auf dem Boden der Erfahrung aufgebaut und werden an ihr kontrolliert.

Auch seine Weltsicht beruhte nicht auf abstrakter philosophischer Spekulation; sie war ein Erklärungsversuch vom Blickpunkt des Naturforschers. Und wenn sie ihn im einzelnen hie und da auf Irrpfade lockte, so hatte sie dafür einen großen Vorteil: Die Erkenntnis, daß der Mensch ein Glied des Kosmos und mit ihm innerlich aufs engste verbunden sei, führte ihn persönlich zu einer Weitung des geistigen Horizontes, aber auch zu der grundsätzlichen Forderung an alle Ärzte, sie dürften sich in ihrer Ausbildung nicht auf den engsten Aufgabenkreis beschränken; sie müßten nicht nur Astronomie treiben, sondern überhaupt sich eine allgemeine Kenntnis der gesamten Natur aneignen, wenn sie ihre Praxis wirklich fruchtbringend und wissenschaftlich ausüben wollten. Die griechischen Mediziner sind in Platos Zeit zugleich die eigentlichen Vertreter der Naturwissenschaft. Das ist nicht zum wenigsten Hippokrates' Verdienst.

Denn Hippokrates' Leben erschöpfte sich nicht in seiner persönlichen Praxis. Durch die Schriften über die Heilige Krankheit und über den Unterschied von Asien und Europa wollte er sichtlich seine Ideen sogar in Laienkreise tragen. Am stärksten wirkte er aber gewiß als Lehrer seiner Kunst. An die alte Zunfttradition erinnert es, wenn wir hören, daß zwei seiner Söhne und sein Schwiegersohn Polybos Ärzte wurden. Aber auch sonst sammelten sich Jünger um ihn. „Nach Perinth kamen wir um die Sommersonnenwende“ wird Epid. II, 3, 1 verzeichnet, und danach dürfen wir uns auch Hippokrates selber im Kreise von Studenten vorstellen, die ihn auf seinen Reisen begleiteten. Die Krankenjournale sind gewiß auf die eigene Fortbildung, aber auch auf Unterrichtsbetrieb berechnet. Gern werden wir uns ausmalen, wie die Jünger von Hippokrates' starker, lebensprühender Persönlichkeit gefesselt und von ihm nicht nur zur strengen wissenschaftlichen Methode erzogen, sondern auch mit dem unvergleichlichen Berufsethos erfüllt wurden, von dem der erhaltene Ärzteeid, aber auch jede seiner eigenen Schriften zeugt [1]. Ein Erbteil des altadeligen Asklepiadentums ist es, wenn der Jünger feierlich bei allen Göttern zu schwören hat, er werde die übermittelten Kenntnisse den Nachkommen des Meisters ohne Honorar weitergeben, seine Kunst nur zum Wohle der Kranken anwenden, jeden Mißbrauch, namentlich sexueller Art, vermeiden, Verschwiegenheit wie eine religiöse Pflicht üben und sein Leben und seine Kunst rein und fromm erhalten. Derselbe Geist wirkt sich aber auch aus, wenn in einer Zeit, wo das Marktschreiertum sich gerade bei den 'Händlern mit geistiger Ware' immer mehr breit machte, namentlich die chirurgischen Bücher alles Scheinwesen und alle reklamehafte Aufmachung aufs schärfste verurteilen und nur der Sache dienen wollen.

In dem Eide verpflichtet sich der Jünger auch, den Meister gleich dem leiblichen Vater zu ehren. Aber das bedeutet nicht etwa, daß er auf die Worte des Lehrers zu schwören hat. Wenn man die Schriften des hippokratischen Corpus liest, ist man immer wieder erstaunt über den Reichtum und die Vielseitigkeit des wissenschaftlichen Lebens, das um die Wende des vierten Jahrhunderts in der medizinischen Welt von Hellas geherrscht haben muß. Leidenschaftlich tobt der Streit um die grundsätzlichen Fragen. Wie Pilze schießen die Hypothesen aus der Erde, die das ganze Wissen vom Menschen und seinem Körper auf einer neuen Grundlage aufbauen wollen. Aber mit Energie setzen sich die Empiriker gegen die windigen Theorien zur Wehr, die den Tatsachen Gewalt antun, und verlangen ein unvoreingenommenes Studium der Natur. Noch stärker gehen in den sachlichen Einzelfragen die Meinungen auseinander, auch in den Kreisen, die Hippokrates nahe stehen. So deutlich es ist, daß die entscheidenden Anregungen von ihm ausgehen, so verschieden ist die Art, wie sie weiter wirken. Über das Adernsystem entwickelt Hippokrates' Schwiegersohn Polybos eine ganz andere Lehre, als wir sie in den Epidemienbüchern finden. Der Glaube an die zwei Grundsäfte Phlegma und Galle und die dadurch bestimmten Konstitutionstypen, der bei Hippokrates herrscht, wird wohl von seinem Schüler Dexippos im ganzen festgehalten [1]; aber sonst wird er selbst im Kreise der Epidemienbücher allmählich durch die neue Lehre von den vier Säften ersetzt, die Polybos doktrinär ausbildet, so daß die Folgezeit daraus die Lehre von den vier seelischen 'Mischungen', den 'Temperamenten' [2] entwickeln kann. Gerade in solchen Fällen gewinnt man einen Eindruck davon, wie in der hippokratischen Schule unablässig weiter gearbeitet wird, wie immer neue Untersuchungen angestellt und neue Entdeckungen gemacht werden, die zu den verschiedensten Schlüssen Anlaß geben. Kein Zweifel, daß Hippokrates selber in seinem langen Leben ständig weitergeforscht und zugelernt und umgelernt hat. Aber auch die Schüler durften ihre eigenen Wege gehen. Forschergeist und Forscherfreiheit herrschte in diesem Kreise. Zwang gab es nicht, und wie in der platonischen Akademie fand auch hier Neid und Mißgunst keinen Zutritt zum göttlichen Chor.

Schon vor Hippokrates hat es wissenschaftliche Ärzte wie Alkmaion gegeben. Trotzdem hat es seinen guten Sinn, wenn die Nachwelt in ihm den eigentlichen Begründer der wissenschaftlichen Medizin sah. Denn erst er hat die Ergebnisse der in kleinerem Kreise betriebenen Forschung voll nutzbar gemacht, indem er sie aufnahm und selbständig weiterbildete, und erst er hat in ausgedehnter, vielseitiger Lebensarbeit mit seinem wissenschaftlichen Geiste eine ganze Ärztegeneration erfüllt und weit über sie hinaus gewirkt. Wenn die griechische Medizin keine bloße Empirie und kein enges Spezialfach, sondern eine auf breiter Grundlage nach sicherer Methode betriebene Wissenschaft geworden ist, so ist das Hippokrates' Verdienst.

Die letzte Erklärung für die Lebensbedingungen des Menschen fand Hippokrates im Pneuma, das innerhalb seines Körpers wie draußen in der Welt das bewegende und belebende Element ist.

Anormalitäten in seiner Beschaffenheit und seiner Zirkulation mußten deshalb die tiefste, eigentliche Ursache der Krankheiten sein. Diese Anormalitäten werden aber durch physiologische Vorgänge innerhalb des Körpers bedingt, an denen die anderen Stoffe beteiligt sind, sei es daß herabfließendes Phlegma oder unverdaute Speisen die natürlichen Wege des Pneuma verstopfen, sei es daß eine Störung im Gleichgewicht der Grundsäfte die innere Temperatur steigert oder herabmindert. Gerade hier hat der Arzt praktisch einzusetzen, und während eine direkte Einwirkung auf das Pneuma schwerer möglich ist, kann er durch richtige Diät und andere Maßnahmen den Störungen entgegenwirken und die Harmonie zwischen den Grundsäften wiederherstellen. So konnte es leicht dahin kommen, daß sich in der Praxis das Interesse der Ärzte verlagerte — vielleicht sogar allmählich schon bei Hippokrates selber —, und daß in den Schriften des Corpus die Lehre vom Pneuma gegenüber der von den Grundsäften und ihrer Beeinflussung zurücktritt.

Dafür können wir den Einfluß von Hippokrates' Pneumalehre bis in den fernen Westen hin nachweisen. Wenn Galen einmal sagt, mit den Asklepiaden von Kos und Knidos seien auch italische Ärzte in edlen Wettbewerb getreten, dürfen wir daraus freilich noch nicht auf den dauernden Bestand einer 'sizilischen Ärzteschule' schließen [1]. Immerhin ist Philistion, den Plato in Syrakus am Hofe des jüngeren Dionys kennen lernte, wirklich von seinem Landsmann Empedokles beeinflußt, da er dessen vier Elemente als die Grundstoffe des Körpers ansah und mit ihm auch die Vulgäranschauung festhielt, daß das Herz das Zentralorgan des Menschen sei. Um so bemerkenswerter ist, was er nach Menon (XX 42) über die Entstehung der akuten Krankheiten gelehrt hat: „Wenn der ganze Leib gut durchatmet ist und das Pneuma ungehemmt hindurchgeht, entsteht Gesundheit; denn nicht nur durch Mund und Nase vollzieht sich die Atmung, sondern durch den ganzen Leib. Wenn aber der Leib nicht gut durchatmet ist, entstehen Krankheiten". Denn das ist genau die Lehre des Hippokrates, die Menon vorher (VI 16—21 vgl. S. 67) dargestellt hat. Und wenn Menon sogar fast dieselben Worte gebraucht, wollte er damit wohl auf den inneren Zusammenhang aufmerksam machen. Jedenfalls kann die Abhängigkeit Philistions nicht zweifelhaft sein. Mit Philistion berührt sich Diokles, den man aber daraufhin nicht etwa den Italikern zurechnen darf. Denn er stammte aus Euboia, wirkte in Athen, und den Alten gilt er als „der Anhänger des Hippokrates, den die Athener den jüngeren Hippokrates nannten“ [1]. Wenn auch er das Herz als Zentralorgan festhielt, so war das ja keineswegs Speziallehre der 'sizilischen Schule', und im Gegensatz zu Philistion vertrat er die koische Lehre von den vier Säften, die er freilich nicht mehr für Grundstoffe, sondern für Produkte der verdauten Nahrung erklärte [2]. Nach einer allerdings trüben Quelle hat er sich sogar ausdrücklich zu dem wissenschaftlichen Programm des Hippokrates bekannt, daß man den Menschen als Glied des Kosmos betrachten müsse, und die Forderung, der Arzt müsse auch Astronomie treiben, durch neue Argumente gestützt [3]. So ist es sehr verständlich, daß er Hippokrates auch in der Lehre vom Pneuma gefolgt ist und in der rechten Zirkulation des Pneumas die Vorbedingung der Gesundheit sah, während die Verstopfung der Pneumawege durch Phlegma oder Galle zu Lähmungen und sonstigen Erkrankungen führe [4]. Auch er nimmt an, daß durch die Adern Blut und Pneuma strömen, und selbst in Einzelheiten wie der Lehre, daß mit den Speisen Pneuma in den Leib dringt, folgt er Hippokrates (S. 179, 5 W.). Weitgehende Abweichung bedeutet natürlich die Lehre, daß das Herz „der Führer des Leibes ist“ und sich in ihm, nicht im Gehirn das Pneuma konzentriert. Hauptmotiv für diesen Ansatz war, daß Diokles im Herzen das Zentrum der Blutgefäße, in denen ja auch das Pneuma zirkuliert, und den Sitz der innerorganischen Wärme fand [5]. Vom Herzen aus dringt aber auch bei Diokles das seelische Pneuma zum Gehirn. So hat er für die Erklärung mancher Geisteskrankheiten wie des Lethargos die Abkühlung des Gehirnpneumas herangezogen (fr. 44), bei chronischem Kopfschmerz sogar der Verstopfung der Kopfadern die primäre Rolle gegenüber der Herzaffektion zugeschrieben (fr. 59); ja, es scheint, daß er unter Hippokrates' Einfluß das Gehirn nicht nur als Zentrum der Sinneswahrnehmungen, sondern auch als Sitz des Denkens festgehalten hat [6].

Nicht sicher ist aus Diokles' Fragmenten zu ersehen, ob schon er die entscheidende Umgestaltung der Pneumalehre vorgenommen hat. Die liegt darin, daß man von der atmosphärischen Luft ein 'angeborenes Pneuma' als den Träger des Lebens schied. Aristoteles hat diese Scheidung freilich schon vorgefunden und ausgebaut [1]. Noch weiter ging die Stoa, die bei ihrer Weltsicht ein Prinzip brauchte, das die ganze organische und unorganische Welt durchdringt und allem Seienden Spannungsenergie, Zusammenhalt, Einheit und Leben gibt. Dazu war die 'kalte' Luft untauglich, und so schied man von ihr das Pneuma, das eine Art Übergang von Luft zu Feuer darstellte und so als Träger der lebenwirkenden Wärme gedacht werden konnte.

Von diesem stoischen Pneuma, nicht von Hippokrates, ging Athenaios aus, als er in der Kaiserzeit die pneumatische Schule begründete. Hippokrates' primitive Lehre, die Pneuma und Luft gleichsetzte, war freilich damals noch nicht ganz vergessen. Celsus wußte noch, daß Hippokrates die Ursache der Krankheiten im Pneuma gesucht hatte, und andere behaupteten, die Stoiker hätten selber von diesem die Anschauung übernommen, daß die Luft zur Erhaltung des animalischen Organismus notwendig sei [2]. Aber der Anonymus Londinensis — oder schon sein Autor — glaubte dem Hippokrates, den Menon schilderte, den echten Hippokrates gegenüberstellen zu müssen und fand ihn — in Polybos' Schrift über die Natur des Menschen (col. VII). Das Buch, aus dem Menon selber seinen Auszug gemacht hatte, war verloren gegangen. Galen aber erklärte gerade die Schrift über die Heilige Krankheit, die unter den erhaltenen Schriften die Pneumalehre am klarsten und ausführlichsten entwickelte, für das Werk eines Mannes, der zwar Beachtung verdiene, aber jedenfalls nicht Hippokrates selber sei (S. 63). In den Schriften, die er als echt ansah, — selbst in der über die Umwelt und in den Epidemienbüchern —, traten eben gegenüber dem, was Menon als Hippokrates' Grundlehre erkannt hatte, die Säftelehre und die praktischen Probleme der Medizin stärker hervor, und wir verstehen es, wenn Galen in Hippokrates namentlich den genialen Begründer der Humoralpathologie sah. So war Galens Hippokratesbild einseitig gesehen; aber jedenfalls besaß Galen noch soviel Sinn für wahrhaft wissenschaftliche Art, daß er seine Zeitgenossen immer wieder auf das Studium des großen Arztes hinwies und sich selber in seinen Kommentaren redlich bemühte, dessen Ansichten für die Gegenwart fruchtbar zu machen.

Bald kam dann die Zeit, in der der wissenschaftliche Geist und die eigene Forscherkraft erlahmten. Es schien bequemer, das medizinische Wissen aus den Büchern der Autoritäten als aus dem Studium des menschlichen Körpers zu schöpfen. Über ein Jahrtausend hat es gedauert, bis der Umbruch kam. Theophrastus Paracelsus kündigte dem Bücherglauben der Schulmedizin den Kampf mit der gleichen Leidenschaftlichkeit an, mit der einst der junge Hippokrates den Schwindel der Priestermedizin befehdet hatte, und der Ton des Alemannen ist sogar noch erheblich kräftiger als der des Hellenen, der niemals in die Niederungen der Sprache herabsteigt. Auch Hippokrates ist für Paracelsus keine Autorität, der er sich kritiklos beugt. Aber die Aphorismen hat er eigener Erklärung für wert gehalten. Und „wan ist die arznei höcher gestanden, dan do Hippocrates war?“ [1]. Die Namen Cholera, Melancholia, Phlegma und Galle sind für ihn nichts als aus der Luft gegriffene Spekulationen. Aber wenn er nun seinen Fachgenossen immer wieder vorhält, daß „aus der natur der arzt wachsen sol und muß“, daß die Natur die große Lehrmeisterin ist, bei der der Arzt in die Schule zu gehen hat, und wenn er darum im Paragranum als die vier Säulen der Medizin die allgemeine Naturphilosophie, die Astronomie, die 'Alchemie' und endlich die redliche Gesinnung des Arztes bezeichnet, „den got unter allen künsten und faculteten am liebsten hat“, weil er „nicht sein nuz betrachtet“, sondern zum Wohle der leidenden Menschen wirkt, so ist das eine wirkliche Wiedergeburt hippokratischen Geistes.

Und das ist der entscheidende Punkt. Die moderne Medizin ist auch über Paracelsus weit hinausgeschritten. Die Humoralpathologie wurde überwunden. Anatomie, Physiologie und die Biologie im weiteren Sinne haben Entdeckungen gemacht, von denen die Antike nichts ahnen konnte. Sachlich wird der heutige Arzt nicht viel aus Hippokrates' Schriften lernen können. Und doch mag er ihn weiter als den Begründer seiner Wissenschaft und den idealen Vertreter seiner Kunst verehren. Denn nicht auf die Einzelkenntnisse kommt es an, sondern auf den Geist, in dem Studium und Beruf betrieben werden. Und der Geist der abendländischen Medizin ist der des Hippokrates.

ANMERKUNGEN

Zu Seite 3

[1] Vgl. meine Hippokratesstudien NGG. 1937 (Litverz.), in denen ich eine Anzahl wichtiger Stellen der Schrift besprochen habe.

[2] Vgl. das Literaturverzeichnis.

[3] Die Form des Titels schwankt auch schon im Altertum. Vgl. I. Müller, Galeni, Scr. min. II praef. XLVIff. und Diller Überl. 175.

Zu Seite 4

[1] Die Ideenverbindung erkennen wir, wenn beim Boden zuerst gefragt wird, ob er bewässert ist oder nicht. Daß von der Beschaffenheit des Bodens und von der Bewässerung die Lebensweise der Menschen, Arbeitskraft und Arbeitslust abhängen, ist ein Grundgedanke der Schrift. — S. 56, 20 erfordert die Antithese ein ⟨ἧσσον⟩ ἐδωδοὶ oder ὀλιγεδωδοί, NGG. 1937 S. 70.

[2] Vgl. ἱρ. ν. 18. In 'Kairos' liegt freilich für den Griechen viel mehr als der äußerliche Zeitpunkt. In der Schrift Π. τόπων τῶν κατ' ἄνθρωπον 41 ff. (VI S. 330ff. L.) wird die eigentliche Kunst des Arztes darin erblickt, daß er es versteht, die allgemeinen Vorschriften über Diät, Medikamente und sonstige Maßnahmen im individuellen Falle richtig anzuwenden, und das Gesagte dahin zusammengefaßt, der Arzt müsse den Kairos kennen. Das ist, wie dort gezeigt wird, nicht mechanisch zu erlernen und erfordert schnelle Entschlußkraft — ἡ ἰητρικὴ ὀλιγόκαιρός ἐστιν, wie es mit Anspielung auf den berühmten ersten Aphorismus Ὁ βίος βραχύς, ἡ δὲ τέχνη μακρή, ὁ δὲ καιρὸς ὀξύς heißt. Vgl. NGG. 1937 S. 99, wo ich darauf hingewiesen habe, daß Isokrates in seiner Programmschrift Κατὰ τῶν σοφιστῶν diese Gedanken auf den Redner übertragen hat, dessen Kunst auch darin bestehe, daß er die allgemeinen Mittel der Rhetorik mit richtigem Takte individuell anzuwenden weiß. Der Georgekreis hat die Inhaltsschwere des griechischen Kairos richtig empfunden.

[3] Gadaldinis Zusatz Καὶ αἱ νοῦσοι (S. 57, 10) ist gewiß echt (Diller Überl. 175); doch erwartet man ihn n a c h καὶ αἱ κοιλίαι. Schon 56, 24 ist statt τῶν κοινῶν mit Gad. L^{rec} und Rufus (Diller 146) τῶν κοιλιῶν zu lesen.

Zu Seite 5

[1] So Diller WuA. 13, der sonst richtig Edelsteins unmögliche Erklärung von μετεωρολόγια unter Hinweis auf Capelle (s. Literaturverz.) ablehnt. Selbst-

verständlich wird der Wanderarzt bei seiner Diagnose, Prognose und Therapie von seinen eigenen Beobachtungen ausgehen. Aber verfehlt ist Rufus' von Edelstein aufgenommene Interpretation, der Autor wolle diesem durch allgemeine Theorien die Information bei den Einheimischen entbehrlich machen; vgl. Deichgräber 114.

[2] θέσις 56, 10; 59, 29; 60, 6.

[3] ἀτονώτερα 57, 20 ἐντόνους 58, 11.

Zu Seite 6

[1] Unwichtige Einzelheiten habe ich in dieser Übersicht wie auch sonst nicht berücksichtigt. — Die 'Männerkrankheiten' (58, 28) sind zugleich die 'allgemeinen Krankheiten (58, 15).

[2] Nicht etwa die vier Elemente, die unter Empedokles' Einfluß in die medizinische Theorie eindringen.

[3] Bequemer wäre als Wiedergabe für φλεγματώδεες und χολώδεες 'Phlegmatiker' und 'Choleriker'. Aber der Begriff des seelischen Temperaments, den wir mit diesen Worten verbinden, liegt dieser Schrift noch ganz fern. — Der Ausdruck χολώδεάς τε μᾶλλον ἢ φλεγματίας (58, 13; ähnlich 58, 26) zeigt, daß der Autor nicht etwa doktrinär ein ausnahmsloses Gesetz aufstellen will.

Zu Seite 7

[1] Die chiastische Folge, in der er in Kap. 4 die Krankheiten der Männer, Frauen und Kinder aufzählt, wendet er auch sonst gern an. — Die Epilepsie erwähnt er 58, 25 bei den allgemeinen, 57, 26 bei den Kinderkrankheiten. Der Notiz über den Bewohner der Südlage (57, 21) ἐσθίειν δ'οὐκ ἀγαθοὺς εἶναι οὐδὲ πίνειν entspricht 58, 20 ἐδωδοὺς δὲ ἀνάγκη τὰς τοιαύτας φύσιας εἶναι καὶ οὐ πολυπότας, wo das stark betonte καὶ οὐ die im folgenden Satze gegebene Begründung nach sich zieht. Ein Widerspruch zu 60, 22, wo den Milzsüchtigen neben der Eßlust ein krankhaftes Durstgefühl zugeschrieben wird, liegt nicht vor. NGG. 1937 S. 69. — Das Lebensalter der Erwachsenen wird 58, 1 und 24 bei verschiedenen Krankheiten genannt.

[2] S. 58, 27, τά τε ἤθεα ἀγριώτερα ἢ ἡμερώτερα. Die 'Gewohnheiten' sind hier so innerlich gefaßt, daß wir die Übersetzung 'Charakter' anwenden mögen, wenn auch der moderne Begriff noch nicht scharf ausgeprägt ist. Vgl. Thimme 49 ff.

[3] S. 59, 16 ἠέρα τε μὴ (falsch V καὶ ἐρατεινὰ μὴ) ἐγγίνεσθαι, vgl. Diller, Überl. 34.

[4] εὔχροα 59, 18, ἀχρόους 59, 35, λαμπρόφωνοι 59, 19 (λαμπρὰ ὕδατα 59, 15), βαρυφώνους 60, 2.

Zu Seite 8

[1] Für das Verständnis der ganzen Schrift ist von größter Wichtigkeit die Erkenntnis, daß hier nur vom Trinkwasser die Rede ist. Genauer NGG. 1937 S. 76 ff. Dort habe ich auch gezeigt, daß bei Athenaios 46 b—d unter dem doppelten Lemma περὶ ὑδάτων und περὶ τόπων ein einheitlicher Auszug aus π. ἀέρων 7 gegeben wird, und daß wir aus diesem am Anfang des Kapitels (60, 10)

die präzise Ankündigung des Folgenden gewinnen können. Statt des unsinnigen περὶ δὲ τῶν λοιπῶν ὑδάτων (V) ist nämlich zu lesen περὶ δὲ τῶν ποτίμων (Athen. πολυτίμων) ὑδάτων. Zu ποτίμων 'Trinkwasser' vgl. etwa Aristot. 932a 39.

Für die elastische, nur auf die Sache bedachte Darstellung des Arztes schließt die Disposition freilich nicht aus, daß schon in Kap. 3—6 nach Bedarf auch das Trinkwasser berücksichtigt wird.

² Die aufsteigende Wertskala bedingt, daß S. 61, 17 als allerbeste Quellen die gepriesen werden, die nach Nordost zu entspringen, also die klärende Wirkung der Morgensonne verspüren (vgl. 59, 15. Unrichtig Deichgräber S. 116, der sonst gut gegen Edelstein ausführt, daß die Lagebewertung hier von einem anderen Gesichtspunkt gegeben wird als in Kap. 3—6. Bei einer nach Süden offenen Gegend werden z. B. die am Westhang entspringenden, also der Sonne zugewandten Quellen relativ die besten sein). Weniger gut sind die anderen Quellen. Ehe der Arzt dies aber S. 61, 22—28 ausführt, drängt sich dem Praktiker der Gedanke vor, daß die Wirkung des Trinkwassers auf die Patienten individuell verschieden ist. Das sagt er darum kurz Z. 19—21, schiebt aber die genauere Ausführung bis zum abschließenden Abschnitt (Z. 28ff.) auf.

Zu Seite 9

¹ Willerding, S. 14ff.

² S. 62, 18—24 und 63, 12—18. Wenn Porphyrios zu Λ 53. 54 das Tekmerion der ersten Stelle nebst der nächsten Umgebung wegläßt, so erklärt sich das ohne weiteres aus seinen eigenen Tendenzen und berechtigt zu keinen weiteren Schlüssen. Theilers Annahme (Zur Geschichte der teleologischen Naturbetrachtung, Zürich 1925, S. 11), Porphyrios gehe nicht auf π. ἀέρων, sondern auf Diogenes v. Apollonia selber zurück, vermag ich nicht zu glauben, weil dann der Arzt den größten Teil von Kap. 8 fast wörtlich abgeschrieben haben müßte.

Bei dem auftauenden Eisklumpen stellt der Arzt eine Verminderung des Volumens fest und folgert, daß Bestandteile des Wassers entwichen sein müssen. Daß dieses nur die feinsten und leichtesten Teilchen sein können, steht ihm aus allgemeinen Gründen von vornherein fest. So kommt er dazu, aus dem quantitativen Experiment Schlüsse auf die Qualität zu ziehen. Das mag man beanstanden; ich glaube aber nicht, daß Senn, Archiv f. Gesch. d. Medizin XXII S. 240 und in seinem Buche „Die Entwicklung der biologischen Forschungsmethode usw." S. 48, mit Recht den Schluß zieht, der Arzt habe das Experiment übernommen und irrtümlich verwertet. Vgl. besonders die von Senn nicht beachteten Worte οὐ γὰρ ἂν δύναιτο 63, 18.

Zu Seite 10

¹ Z. B. die Bedeutung des Phlegma (57, 18; 60, 18), das Dysenterie u. a. verursacht (57, 27; 60, 27). Sonst vgl. 59, 15 mit 61, 18, ferner 60, 2 und 18 u. a.

² Gegen Edelsteins Hypothese, die Wasserkapitel hätten ursprünglich nicht zur Schrift gehört, schon Deichgräber 114ff., der auch die vermeintlichen Widersprüche aufklärt, und Diller WuA. 17ff.

7*

Zu Seite 11

[1] S. 65, 8ff. ist nicht mit Diller, Überl. 143 καὶ vor τοῦ ἡλίου, sondern nach der Parenthese οὐ γάρ — σάρκα in Z. 12 ὥστε zu tilgen, vgl. NGG. 1937 S. 73. — Die Dysenterie tritt bei den feuchten Konstitutionen auch in verschiedenem Jahresverlauf auf. Also ist 65, 5 und 13 neben 25 nicht zu beanstanden.

[2] S. 65, 14. 17. 21; 66, 22. — S. 65, 24 ταῦτα μὲν τῇσι γυναιξί, τοῖς δὲ λοιποῖσι δυσεντερίας καὶ ὀφθαλμίας ξηράς. Diese Krankheiten der 'übrigen' werden dann auf die φλεγματώδεες und χολώδεες aufgeteilt, neben den ersten aber ruhig noch einmal die Frauen wegen ihrer feuchten Konstitution genannt. Bezeichnend für die rein auf das Sachlich-Praktische gerichtete Art des Arztes.

[3] μεταβολαί bedeutet in Kap. 11 die zeitlichen Jahreseinschnitte, sonst auch die materiellen Veränderungen innerhalb des Jahres (Edelstein 23). Das braucht nicht zu befremden.

Zu Seite 12

[1] S. 57, 18; 58, 13; 61, 34; 65, 13. 27. 29; 66, 14. 16. 21. 22. 28 (58, 27; 60, 18; 64, 19). S. 66, 25 wird bemerkt, daß bei zu großer Trockenheit die wässerigen Teilchen von Galle und Blut aufgezehrt werden und die dicksten und schärfsten zurückbleiben. Aber diese Einzelbeobachtung darf man nicht (mit Deichgräber 121) überschätzen. Wir sehen wohl den Keim, aus dem sich später die Viersäftelehre entwickelt (darüber nachher). Aber hier haben wir nur eine Galle mit verschiedenen Bestandteilen, nicht zwei spezifisch verschiedene Säfte (den Ausdruck μέλαινα χολή vermeidet der Autor sogar, während er μελαγχολία als Krankheit kennt, S. 66, 25). Die Bedeutung des Blutes konnte natürlich nie ignoriert werden; aber die Typen der menschlichen Physis werden hier nur durch das Überwiegen von Phlegma und Galle bestimmt.

Zu Seite 13

[1] S. 67, 15 ist τί neben μηθὲν ἔοικεν kaum erträglich. Koraes' ὅτι (vgl. den Anfang von 18) ergibt den befriedigenden Sinn. Wie die beiden Erdteile stellt der Autor auch ihre Bewohner in Gegensatz und weist zunächst die Tatsachen nach, ehe er die Kausalerklärung gibt. Aus dem — nur hier vorkommenden — *quare* von L^{vet} darf man bei der freien Art der Übertragung nicht mit Diller WuA. 39 ein διὰ τί erschließen.

[2] Sogar das Wort βούλομαι kehrt in Kap. 7 wieder.

[3] Vgl. 'Αντίοχος Ξενοφάνεος τάδε συνέγραψε περὶ 'Ιταλίης oder Περὶ δὲ τῆς 'Αθηναίων πολιτείας, ὅτι oder Περὶ μὲν τῆς ἱρῆς νούσου καλεομένης ὧδ' ἔχει.

[4] Da im ganzen Kapitel zwischen dem Übermaß von Kälte und von Wärme kein Unterschied gemacht wird, ist 67, 23 Cornarius' τοῦ τε ψυχροῦ ⟨καὶ τοῦ θερμοῦ⟩ nicht zu entbehren. S. 67, 31 ist wohl βεβιασμένη ⟨πιέζεται⟩ zu lesen, vgl. 78, 2 und NGG. 1937 S. 74.

[5] I 142. Ähnlich π. νούσων IV (VII 546 L.), wo das Verpflanzen (μεταίρω) und Veredeln (ἡμερόω) wilder Pflanzen durch den Menschen in einer Weise geschildert wird, die deutlich den Einfluß von ἀερ. 68, 2 zeigt. Auch der Ausdruck μεταρθέντα δὲ ὁκόσον ὀργυιὴν οὐκ ἂν εὕροις ἔτι φυόμενα erinnert an S. 59, 13.

Zu μεταφυτεύειν (Wilamowitz falsch 'veredeln') vgl. Philemon fr. 147: δένδρον παλαιὸν μεταφυτεύειν δύσκολον.

Zu Seite 14

[1] τὸ ἔντονον richtig Wilamowitz, vgl. NGG. 1937 S 70[2].

[2] Die Lücke ist nach ἐγγίνεσθαι (68, 10). Der Anfang des dann Erhaltenen etwa zu ergänzen ⟨ἐν τῇ Λιβύῃ διὰ τὴν ἀνομβρίην πάντα τὰ θηρία πρὸς τὸ αὐτὰ ὑδάτια ἀπαντᾷ, ὥστε καὶ μίσγεσθαι ἀλλήλοισι καὶ μὴ ἀπέχεσθαι⟩ μήτε ὁμοφύλου μήτε ἀλλοφύλου. NGG 1937 S. 71.

[3] 68, 13 περὶ δὲ τῶν ἐξ ἀντίης (oder ἀντία, ἀντίξοα, statt ἐν δεξιᾷ) τοῦ ἡλίου τῶν ἀνατολῶν τῶν χειμερινῶν. NGG. 1937 S. 71.

Zu Seite 15

[1] Hier ist der Autor, der nur an das Volkstum denkt, im Ausdruck nicht scharf. S. 68, 16 stellt er διὰ τὰς μεταβολὰς τῶν ὡρέων καὶ τῆς χώρης τὴν φύσιν parallel, obwohl die Landesnatur nach Z. 18 selber durch den schroffen Temperaturwechsel beeinflußt wird. Ebenso soll Z. 23 εἰσὶ γὰρ φύσιες αἱ μὲν ὄρεσιν ἐοικυῖαι doch wohl nicht eine äußere Analogie, sondern ursächlichen Zusammenhang andeuten.

[2] Diese Sitte noch jetzt bei amerikanischen Stämmen, vgl. Treidler, Arch. f. Anthropol. N. F. XIII 302.

Zu Seite 16

[1] Auch der sonst skeptische Diller rechnet hier mit Autopsie (WuA. 79).

Zu Seite 17

[1] Καὶ περὶ μὲν τῆς φύσιος [καὶ] τῆς διαφορῆς καὶ τῆς μορφῆς τῶν ἐν τῇ 'Ασίῃ καὶ τῇ Εὐρώπῃ οὕτως ἔχει· περὶ δὲ τῆς ἀθυμίης τῶν ἀνθρώπων καὶ τῆς ἀνανδρείης, ὅτι ἀπολεμώτεροί εἰσι τῶν Εὐρωπαίων οἱ 'Ασιηνοί κτλ. Hier ist καὶ τῇ Εὐρώπῃ in der Vorlage von L^{vet} an falsche Stelle geraten (wie 69, 14 τοῦ σώματος, das Gadaldini richtig hinter ἔρχεται hat, in V erst nach ὑγιηρὸς steht), aber unbedingt notwendig, wie außer dem Zusammenhang der ganzen Schrift das zweite Satzglied zeigt.

Zu Seite 18

[1] φύσις καὶ μορφή S. 70, 10, vgl. 67, 15. 18 und 75, 28.

Zu Seite 19

[1] II 91 (und mit ausdrücklichem Bezug auf diese Stelle (καὶ οὗτοι!) IV 76.

Zu Seite 20

[1] S. 71, 13 τούτων αἱ γυναῖκες ἱππάζονταί τε καὶ τοξεύουσι καὶ ἀκοντίζουσιν ἀπὸ τῶν ἵππων. Herodot legt — offenbar sekundär — das Gleiche den Amazonen selber in den Mund (IV 114 ἡμεῖς μὲν τοξεύομέν τε καὶ ἀκοντίζομεν καὶ ἱππαζόμεθα) und hält vor der Heirat die Tötung nur eines Feindes für erforderlich, während der Arzt von dreien spricht. Da muß beiden ein älterer Bericht zugrunde liegen, wohl der des Hekataios (Jacoby, RE. VII 2717).

Nach Rostovtzeff, Iranians and Greeks in South Russia, Oxford 1922 S. 33 und 113 haben wir diese Sauromaten von den Sarmaten zu scheiden, die Iranier waren und nicht vor dem 4. Jahrhundert am Don erschienen (nicht beachtet von Kretschmer, RE. I A Sp. 2543).

[2] Nach Kap. 18 (bes. 71, 30) betrachtet der Autor alle Skythen als Nomaden. S. 73, 11 ist zu lesen: Σκυθέων γὰρ τοὺς πολλοὺς ⟨ὡς⟩ ἅπαντας ὅσοι Νομάδες NGG. 1937 S. 75.

[3] S. 71, 25; 72, 12; 73, 19 (ὥσπερ οὐδ' ἐν Αἰγύπτῳ νομίζουσι Koraes). Sonst vgl. Prognostikon S. 108, 3 Kw. und Ephoros F. 30, NGG. 1937 S. 71.

[4] οἰκήματα 69, 23; 71, 30. 32.

Zu Seite 21

[1] 69, 24 ὀλίγῃ χρέονται βαδίσει, 73, 22 βραχὺ τῇ βαδίσει χρέονται.

[2] Kap. 20, vgl. Herodot IV 187 über die libyschen Nomaden.

[3] Das steht freilich nicht in unserer Überlieferung; aber diese hat 72, 27 vor dem unverständlichen αἱ γὰρ μεταβολαὶ sicher eine Lücke (vgl. Edelstein 50[1]), in der der Autor von der geringen Zahl (72, 14) der Tiere sprach und dann zu den Menschen überging, die ebenso wie die Tiere (72, 25) klein und wenig zahlreich seien und keine großen individuellen Unterschiede aufwiesen; αἱ γὰρ μεταβολαί usw. — Die Schilderung der Tierwelt ist übertrieben, aber nicht ohne wirklichen Untergrund. Ebert, Südrußland im Altertum, 1921 S. 15. 16.

[4] 73, 6 lies τά τε ἄρσενα τοῖς θήλεσι καὶ τὰ θήλεα τοῖς ἄρσεσι statt τά τε ἄρσενα τοῖς ἄρσεσι καὶ τὰ θήλεα τοῖς θήλεσι, NGG. 1937 S. 75.

[5] Den mongoloiden Typus erkennt für die hippokratische Beschreibung wie Treidler, Arch. f. Anthropologie, N. F. XIII 304, auch Ebert (vorl. Anm.) S. 87 und 107 an, obwohl er die Skythen im ganzen wegen ihrer Sprache (nur Eigennamen!) für Iranier hält. Dies tut auch Rostovtzeff (vgl. Anm. 1 zu S. 20) S. 60, gibt aber ebenfalls starken Einschlag mongolischen Blutes zu, zumal auch bosporanische Denkmäler des vierten und dritten Jahrhunderts mongolische Typen zeigen.

Zu Seite 22

[1] Meuli, Hermes LXX 143 ff.

[2] „Flüsse ohne Ausfluß (eingesperrte Flüsse) im Rückenmark ... Infolge solcher Flüsse treten an den Rückenwirbeln Gelenkschwellungen auf" Kapferer.

Zu Seite 23

[1] Epid. VI 5, 15: Κεδμάτων, τὰς ἐπὶ τοῖς ὠσὶ φλέβας σχάζειν. Über die Vorstellung von diesen Adern π. φυσ. ἀνθρ. 11 (αἱ σφαγίτιδες καλεόμεναι), π. γονῆς 2, π. τόπων τῶν κατ' ἀνθρ. 3 (αὗται καὶ ἄκαρπον ποιέουσι τὸν ἄνθρωπον, ὅταν ἀποτμηθῶσιν), endlich Ip. v. 3. Diller WuA. 66.

[2] S. 76, 5 (73, 7) schwebt ein menschlicher Normaltypus vor — man denke an Polyklets κανών; vgl. 77, 3 κανονίαι —, der durch äußere Einflüsse variiert wird (zu φθορὰ vgl. Plut. Mor. 346a: Apollodor erfand φθορὰν καὶ ἀπόχρωσιν σκιᾶς).

Zu Seite 24

[1] Leider ist der Text an beiden Stellen teilweise unsicher.

[2] Zu 77, 9. 10 vgl. 60, 13; 66, 7; 69, 26.

[3] VII 129. Sonst vgl. die κοίλη Λακεδαίμων (δ 1), an die Wilamowitz bei der durch Flüsse entwässerten 'hohlen' Landschaft denkt.

Zu Seite 25

[1] 78, 2 l. ἀνώρυχος statt ἀνώχυρος (V), NGG. 1937 S. 75.

[2] Wilh. Meyer, Laudes inopiae, Göttingen 1915.

[3] Verkannt von Wilamowitz, dessen Streichung von 77, 13ff. durch die Übereinstimmung mit 68, 24 und die Antithese von 77, 23ff. zu 78, 1ff. widerlegt wird. Am Schluß ist kaum speziell an Attika gedacht. Sophokles O. C. 668ff. und Euripides Med. 824ff. haben nicht das Gefühl, daß Attikas Natur hinter der des übrigen Griechenland zurücksteht.

Zu Seite 26

[1] It. Gelzer, Die Schrift vom Staate der Athener (Hermes, Einzelschriften 3) S. 95ff. will Kap. 12—24 als 'Exkurs' auffassen. Aber seine Erklärung leidet unter derselben Unklarheit über den Begriff 'Exkurs', die auch bei Herodot Schaden angerichtet hat. Von Exkurs darf man nur da reden, wo ein Autor ein einzelnes bestimmtes Thema vom Anfang bis zum Ende vor Augen hat, aber aus besonderem Anlaß über dieses hinausgeht. — Auch der Versuch, den Aufbau der politischen Schrift durch den der medizinischen Abhandlungen zu erklären, ist nicht gelungen.

[2] Auch Demokrits Erklärung des ἀλλοφρονεῖν (A 135 = Theophrast de sensu 59) erinnert wohl nicht zufällig an das, was ἱρ. ν. 10. 14 über die Wirkung plötzlicher Erhitzung und Abkühlung ausgeführt wird.

Zu Seite 27

[1] Sehr interessant ist die Parallele, die Diller WuA. 59 aus den Scholien zu Dionysios Perieg. 31 beibringt. Wenn dort die Einäugigkeit der Arimaspen aus dem ständigen Zukneifen des einen Auges erklärt wird, so ist das tatsächlich dieselbe Methode, die unser Arzt bei den Sauromaten und den Makrokephalen anwendet. Aber auch diese erklärt sich bei diesem aus seiner Tendenz, das scheinbare τέρας natürlich zu erklären. Auf Demokrit weist nichts.

[2] μεταρρυσμοῦσα φυσιοποιεῖ.

[3] αἱ δὲ φρένες ἄλλως οὔνομα ἔχουσι τῇ τύχῃ κεκτημένον καὶ τῷ νόμῳ, τὸ δ'ἐὸν οὔ. Der Schluß nach Wilamowitz, vgl. τὸν ἐόντα λόγον Herod. I 95 u. ö. und meinen 'Herodot' S. 197[1]. — Eine Weiterbildung dieses Sprachgebrauchs liegt bei Polybos vor, der π. φυσ. ἀνθρ. 5 καὶ κατὰ νόμον καὶ κατὰ φύσιν nachweisen will, daß die vier Säfte die Grundbestandteile des Menschen sind, und fortfährt: καὶ τούτων πρῶτον μὲν κατὰ νόμον τὰ οὐνόματα διωρίσθαι φημί. Vgl. noch π. τέχνης 2: τὰ μὲν γὰρ ὀνόματα νομοθετήματά ἐστιν, τὰ δὲ εἴδεα οὐ νομοθετήματα ἀλλὰ βλαστήματα φύσιος nebst Gomperz' Kommentar. Der Autor von π. διαίτης gefällt sich darin, νόμος und φύσις in heraklitisierenden Wendungen einander entgegenzusetzen (c. 4 und 11). Die Anfangsworte von π. γονῆς: Νόμος μὲν πάντα κρατύνει spielen auf Pindars Νόμος ὁ πάντων βασι-

λεύς an, verstehen aber unter Nomos das Naturgesetz. Vgl. Ilberg S. 10 und Regenbogen, Quellen u. Studien z. Gesch. d. Mathem. I 160.

[4] Zum Folgenden vgl. Mewaldt 256 und Deichgräber 121.

Zu Seite 28

[1] Über A vgl. Anm. 1 zu S. 12. Aus B vgl. S. 77, 4, wo freilich φλεγματίαι δὲ ἧσσον ἢ χολώδεες nicht richtig sein kann. Die leichteste Änderung ist τε für ἤ.

[2] 69, 26 τὰ δὲ ὕδατα θερμὰ καὶ στάσιμα πίνουσιν ὑπό τε τοῦ ἡλίου σηπόμενα καὶ ὑπὸ τῶν ὄμβρων ἐπαυξόμενα vgl. 60, 15 von den στάσιμα: τοῦ τε ὀμβρίου ὕδατος ἐπιτρεφομένου αἰεὶ νέου τοῦ τε ἡλίου καίοντος ἀνάγκη ἄχροά τε εἶναι καὶ πονηρά.

Zu Seite 29

[1] Damit entfallen die Anstöße, die Diller WuA. 104 nimmt.

[2] 59, 21 ἔοικέ τε μάλιστα ἡ οὕτω κειμένη πόλις ἦρι κατὰ τὴν μετριότητα τοῦ θερμοῦ καὶ τοῦ ψυχροῦ (womit S. 60, 6 über die Herbstlichkeit der Westlage zu vergleichen ist), vgl. 68, 6 εἰκός τε τὴν χώρην ταύτην τοῦ ἦρος ἐγγύτατα εἶναι κατὰ τὴν φύσιν καὶ τὴν μετριότητα τῶν ὡρέων. Gegen Edelstein, der S. 58, 27 und 59, 20 tilgen muß, um seine These durchzuführen, Mewaldt 257. Unbefriedigend Diller WuA. 107.

Zu Seite 32

[1] ἐπιλαμβάνει. Danach in Kap. 10 ἐπίληψις allgemein vom 'Anfall', aber noch nicht als terminologische Bezeichnung der Krankheit.

[2] μεταβολὴ τῶν πνευμάτων 12, vgl. π. ἀέρων 1 und 11.

[3] Für die 'sammelnde', verbindende und dadurch verstehende Tätigkeit des menschlichen Geistes hatten die Griechen zunächst das Wort Logos. Aber dazu fehlte ein den Sinn voll wiedergebendes Verbum. Wenn Alkmaion von Kroton deshalb den Wesensunterschied des Menschen vom Tier bestimmen will, sagt er, daß dieser als einziges Lebewesen ξυνίησι, τὰ δ'ἄλλα αἰσθάνεται μέν, οὐ ξυνίησι δέ (B 1 a = Theophr. de sensu 25), was Theophrast von seiner Terminologie aus mit φρονεῖν paraphrasiert. Ihm folgt unser Autor in seiner scharf terminologischen Verwendung von ξύνεσις (Kap. 16. 17), und danach heißt es auch π. ἀέρ. 5 (S. 59, 20): ὀργήν τε καὶ ξύνεσιν βελτίους εἰσί. Über diesen speziellen wissenschaftlichen Kreis ist der Terminus nur wenig hinausgedrungen. Euripides Hik. 203 Tro. 672 ist offenbar letztlich von Alkmaion beeinflußt. Sonst vgl. etwa Melissos B 8 ὁρᾶν καὶ ἀκούειν καὶ συνιέναι und Thukyd. I 75 u. ö. (über den demnächst die Göttinger Dissertation von Ernst Meyer mehr bringen wird). Snell, Die Ausdrücke für den Begriff des Wissens usw., Berlin 1924 S. 56.

Zu Seite 33

[1] Kap. 17: ὥσπερ οὖν καὶ τῆς φρονήσιος τοῦ ἠέρος πρῶτος αἰσθάνεται τῶν ἐν τῷ σώματι ἐόντων, οὕτω καὶ ἤν τις μεταβολὴ ἰσχυροτέρη γένηται ἐν τῷ ἠέρι ὑπὸ τῶν ὡρέων, καὶ αὐτὸς ἑωυτοῦ διάφορος [γένηται ἐν τῷ ἠέρι] ⟨γενόμενος⟩ ὁ ἐγκέφαλος πρῶτος αἰσθάνεται. Die falsche Wiederholung hat Regenbogen 35 richtig ausgesondert; aber durch sie ist wohl ein Partizipium verdrängt worden. Jedenfalls sind die letzten Worte nicht etwa mit Wilamowitz zu tilgen. αἰσθάνεσθαι

ist charakteristisches Lieblingswort des Autors (noch einmal in Kap. 17, dreimal in Kap. 13, in π. ἀέρων S. 66, 6 und 75, 31 [ἀπὸ] τούτων εἰκὸς αἰσθάνεσθαι καὶ τὴν γένεσιν). Für ihn ist (wie für Poseidonios) die ganze Natur von Leben erfüllt, und das Einzelding 'empfindet' alle Vorgänge im Kosmos mit.

[2] Mit dieser Erkenntnis erledigt sich Wilamowitz' Athetese von Kap. 14—17, die er schon im Lesebuch eingeschränkt hat. Daß er aber auch dort noch den echten Gedankengang verstümmelt, zeige eine Analyse von 14. 15 (vgl. auch Regenbogen 32): „Es ist dasselbe Organ, dem die normalen seelischen Funktionen (freudige und schmerzliche Gefühle, Denken und Wahrnehmen, sittliche und materielle Werturteile und -empfindungen) und die anormalen Krankheitserscheinungen entstammen, μανία, δείματα, schreckhafte Traumbilder, unmotivierte Angst usw. Es ist das Gehirn, in dem das Überwiegen einer der Grundqualitäten diese bewirkt. Übergroße Feuchtigkeit des Gehirns ruft dauernde μανία hervor, starke Erwärmung die δείματα, unzeitige Abkühlung die Angst; endlich bewirkt starke Erhitzung bei den (trockenen) χολώδεες auch schreckhafte Traumbilder." Erst nach dieser Besprechung der geistigen Anomalien wendet sich der Arzt der Aufgabe zu, die allgemeine Bedeutung des Gehirns darzulegen, wozu selbstverständlich notwendig für ihn der Nachweis gehört, daß dorthin die reinste und trockenste Luft beim Atmen gelangt. — Gegen Wilamowitz, dem Regenbogen S. 36—42 zustimmt, auch Wellmann, Arch. 307 und Diller WuA. 111, der auf die mir nicht zugängliche Abhandlung von Temkin, Bull. of the Instit. of the Hist. of Medicine I (1933) 297ff. verweist.

[3] εἰ τοὺς καιροὺς διαγινώσκοι τῶν ξυμφερόντων. Vgl. dazu oben Anm. 2 zu S. 4.

Zu Seite 34

[1] S. 69, 15 = ἱρ. ν. 2, S. 74, 14 und 75, 5 = ἱρ. ν. 1 und 18. Daraus folgt auch, daß π. ἀερ. S. 75, 5 mit Cobet zu lesen ist εἴπερ (statt ἐπεὶ V, *inquid* L[vet.]) θειότερον τοῦτο τὸ νόσευμα τῶν λοιπῶν ἐστιν und daß in ἱρ. ν. 2 Wilamowitz die Worte εἰ θειότερόν ἐστι τῶν ἄλλων mit Unrecht getilgt hat.

[2] Vgl. Diller WuA. 108.

Zu Seite 35

[1] Weiteres bei Diller S. 94ff.

Zu Seite 36

[1] So empfindet auch Wellmann, Arch. f. Gesch. d. Med. XXII 310. Unverständlich ist mir aber, wie er (Fragm. S. 291) glauben kann, der Arzt polemisiere hier gegen die sizilische Ärzteschule (über diese im Schlußkapitel). Unrichtig ist es aber auch, wenn Herzog S. 151 aus den Worten οὓς ἐχρῆν τἀντία τούτων ποιεῖν τε καὶ εὔχεσθαι καὶ εἰς τὰ ἱρὰ φέροντας ἱκετεύειν τοὺς θεούς folgert, der Arzt bekämpfe nur das 'sektiererische Treiben der ἐπαοιδοί', die 'kirchliche Heiltätigkeit' empfehle er geradezu. Tatsächlich ist der Satz nur vom Standpunkt der Gegner gedacht, und er führt diese ad absurdum, indem er zeigt, daß ihre angebliche Frömmigkeit sie zu ganz anderen Konsequenzen führen müßte. Genau so gleich darauf von den καθάρματα: τὰ δ'ἐχρῆν ἐς τὰ ἱρὰ φέροντας τῷ θεῷ ἀποδοῦναι, εἰ δὴ ὁ θεός ἐστιν αἴτιος.

Zu Seite 38

[1] Vgl. Wellmann, Arch. (vor. Anm.), der freilich die Selbständigkeit der späteren Ärzte gegenüber Alkmaion weit unterschätzt.

[2] Alkmaion (Vorsokr. 24) B 4, vgl. ἱρ. ν. 18 ἀερ. 12.

[3] Der Satz ὡς ὁ γόνος ἔρχεται πάντοθεν τοῦ σώματος (ἱρ. ν. 2 ἀερ. 14) geht wohl auf Alkmaion zurück (A 13 vgl. Wellmann 298, Diller WuA. 58). — Auch den Schlaf hat unser Arzt wohl ebenso wie Alkmaion A 18 durch das Zurückweichen des Blutes von der Oberfläche erklärt (Wellmann 294).

[4] Über Herodikos von Knidos vgl. Anon. Londin. V 10 ἐκ μέντοι γε τῶν περισσωμάτων ἀποτελεῖσθαι δισσὰς ὑγρότητας, μίαν μὲν ὀξεῖαν τὴν δὲ ἑτέραν πικράν, wo aber die Namen φλέγμα und χολή noch nicht fallen (Fredrich S. 35, vgl. auch Deichgräber 159). Es ist sehr wohl möglich, ja wahrscheinlich, daß dieser Herodikos ursprünglich in der Biographie des Hippokrates als dessen Lehrer genannt war und erst nachträglich (aber nur bei Suidas und Tzetzes) durch den bekannten Her. von Selymbria verdrängt ist, der Epid. VI 3, 18 nicht gerade pietätvoll behandelt wird.

Mit Wellmann S. 304ff. die Zweisäftetheorie schon Alkmaion zuzuschreiben, geben dessen Fragmente nicht den geringsten Anlaß.

Zu Seite 40

[1] Auch in den medizinischen Einzelheiten stimmt unser Arzt mehrfach zu Diogenes, besonders bekanntlich in der Beschreibung des Adernsystems (ἱρ. ν. 3 Diogenes B 6); doch finden sich auch Abweichungen, und Diogenes selber geht hier wohl auf ältere Mediziner zurück. Vgl. Fredrich S. 59f. Willerding S. 16, Wellmann S. 295 (der ohne zwingenden Grund wieder an Alkmaion als Quelle denkt). Sogar mit unserm Arzte, der freilich wohl erheblich jünger war, könnte Diogenes noch in geistigem Austausch gestanden haben. Stärker als er hat der Arzt, soviel wir sehen können, die Einheit des individuellen Bewußtseins betont und darum in Alkmaions Sinn mehr Wert darauf gelegt, dem Gehirn den unbedingten Primat unter den körperlichen Organen zu wahren, während Diogenes zeigen wollte, daß mit der Luft das φρονεῖν (als Bewußtsein) durch den ganzen Körper geht (A 19 § 45, Willerding S. 20).

Wieweit Diogenes mit seiner Lehre, daß die Seele Luft sei, von Anaximenes abhängt, ist zweifelhaft, da gegen das Fragment B 2 des Anaximenes begründete Bedenken geäußert worden sind (vgl. Kranz' Apparat z. St.)

Zu Seite 42

[1] Vgl. meinen 'Herodot' (1936) S. 203ff.

Zu Seite 43

[1] Natürlich braucht die innere Entwicklung nicht in allen Stücken mit dem Ausdruck, den sie schriftstellerisch findet, übereinzustimmen.

[2] 'Geist d. griech. Wiss.' 1ff.

Zu Seite 44

[1] Nur der Satz, daß der Same vom ganzen Körper kommt, läßt sich auf Alkmaion zurückführen (vgl. Anm. 3 zu S. 38). Nachwirkung von ἱρ. ν. 2 zeigt π.

φύσιος παιδίου 8, wo auch konstatiert wird, daß der Same von beiden Eltern und von ihrem ganzen Körper kommt, und dann noch hinzugefügt wird καὶ ἀπὸ τῶν ἀσθενέων ἀσθενὴς καὶ ἀπὸ τῶν ἰσχυρῶν ἰσχυρή, obwohl es sich im Zusammenhang nur um das Verhältnis handelt, in dem das Erbteil von Vater und Mutter zueinander steht.

[2] Daß die Behandlung der χωρέων θέσις (37) wie der πνεύματα (38) durch π. ἀέρων A angeregt ist, habe ich NGG. 1937 S. 83 (vgl. auch Palm 102) genauer nachgewiesen. Besonders wichtig ist aber, daß der Diätetiker in Kap. 37 plötzlich auch auf den Zusammenhang der Ortslage mit dem Volkscharakter zu sprechen kommt, während er sich sonst um die ἔθνεα gar nicht kümmert. Denn das beweist, daß er auch π. ἀέρων B heranzieht, also wohl beide Abhandlungen über die Umwelt schon ebenso vereinigt vorfand wie wir.

Zu Seite 45

[1] Vgl. bes. Aly S. 53 (der π. ἀέρων etwa 425—420 ansetzt).

[2] Ein ungehörnter Rinderschlag ('Akeratosgruppe') ist nach Stegmann, Rußlands Rinderrassen 1906 (mir nur durch Jacobj S. 67 bekannt) S. 9ff. noch heute in Rußland verbreitet.

[3] S. 75, 3: Die Weiberkrankheit befällt bei den Skythen gerade die Reichen und Vornehmen. καίτοι ἐχρῆν, εἴπερ (Cobet für ἐπεί) θειότερον τοῦτο τὸ νόσευμα τῶν λοιπῶν ἐστιν, οὐ τοῖς γενναιοτάτοις τῶν Σκυθέων καὶ τοῖς πλουσιωτάτοις προσπίπτειν μούνοις, ἀλλὰ τοῖς ἅπασιν ὁμοίως, καὶ μᾶλλον τοῖσιν ὀλίγα κεκτημένοισιν † οὐ τιμωμένοισιν ἤδη (VBL^{vet}, ἢ für οὐ Gadaldini durch Konjektur), εἰ χαίρουσιν οἱ θεοὶ καὶ θαυμαζόμενοι ὑπ' ἀνθρώπων. Die Korruptel (die wohl dadurch entstanden ist, daß durch Schreibfehler τιμώμενοι dem Dativ κεκτημένοισιν angeglichen wurde und man nun wegen des medial gefaßten τιμωμένοισι ein οὐ interpolierte) hat Koraes dem Sinne nach sicher richtig durch εἰ δὴ τιμώμενοι χαίρουσιν geheilt. Näher liegt aber τιμώμενοι δὴ εἰ χαίρουσιν. Dabei fällt freilich auf τιμώμενοι ein besonderer Ton; aber auch gleich nachher lesen wir: εἰκὸς γὰρ τοὺς μὲν πλουσίους θύειν πολλὰ τοῖς θεοῖς καὶ ἀνατιθέναι ἀναθήματα ὄντων χρημάτων καὶ τιμᾶν, wo das τιμᾶν merkwürdig nachklappt, falls nicht dem Autor gerade an diesem Worte liegt. Das Motiv wird sofort klar, wenn wir an Eurip. Hippol. 7. 8 denken:

ἔνεστι γὰρ δὴ κἀν θεῶν γένει τόδε·
τιμώμενοι χαίρουσιν ἀνθρώπων ὕπο.

Sämtliche Worte von v. 8 kehren bei dem Arzte wieder, und auch der Satz καὶ ἀντὶ τουτέων χάριτας ἀποδιδοῦσι entspricht dem Inhalt von V. 5: τοὺς μὲν σέβοντας τἀμὰ πρεσβεύω κράτη. Auch δὴ deutet ein Zitat an.

Zu Seite 47

[1] θυμοῦ μέν ἐστι πλήρη, διανοίας δ'ἐνδεέστερα καὶ τέχνης.

[2] Die Verwandtschaft von Poseidonios' Weltgefühl mit dem der alten Ionier hat Reinhardt ganz richtig empfunden, auch seinen Fortschritt gegenüber π. ἀέρων gut charakterisiert ('Poseidonios' S. 20), aber doch wohl unwillkürlich die Leistung des Arztes von der späteren Perspektive aus unterschätzt.

[3] ἀερ. 19 (S. 72, 12) πολὺ ἀπήλλακται τῶν λοιπῶν ἀνθρώπων τὸ Σκυθικὸν

γένος καὶ ἔοικεν αὐτὸ ἑωυτέῳ ὥσπερ τὸ Αἰγύπτιον (ähnlich freilich schon Herodot). Vgl. Norden, Die germanische Urgeschichte in Tacitus' Germania, Leipzig 1920 S 53.

Zu Seite 48

[1] Genaueres NGG. 1937 S. 82.

[2] fr. 142 Wellm. vgl. Diller, Überl. 139. Über Diokles mehr im Schlußkapitel.

[3] Problemata I 8—12 und 19. 20. Genaueres bei dem trefflichen Poschenrieder, Die naturwissenschaftlichen Schriften des Aristoteles in ihrem Verhältnis zu den Büchern der hippokratischen Sammlung, Bamberg 1887 S. 39ff. Diller, Überl. S. 141. Auch Probl. I 3 ist durch ἀερ. 11 angeregt.

[4] Aphor. I 11—14 = ἀερ. S. 65, 4—6. 13. 14; 19—25. 30; S. 66, 16—19. 20—25. Auch III 1 gibt den Grundgedanken von ἀερ. 11 wieder.

[5] Kap. 15, zum Teil wörtlich = π. ἀέρων 11 S. 67, 3. Die Abhängigkeit von π. χυμῶν nimmt auch Diller, Überl. 139 an (zu vorsichtig Deichgräber 126). Genaueres NGG. 1937 S. 86. Über den Charakter von π. χυμῶν Deichgräber S. 75ff.

Zu Seite 49

[1] Die Worte Πρῶτον περὶ τῆς ἱερῆς νούσου καλεομένης wirken wie ein direktes Zitat des Anfanges von ἱρ. ν. Weiteres NGG. 1937 S. 89.

[2] Ilberg S. 4, der aber die Bestandteile von π. νούσων II nicht scheidet, übrigens durchaus auch koischen Einfluß anerkennt. Vgl. auch Mewaldt, Gnomon 1927, 143 und Palm, der S. 100 gut die Vorstellung bekämpft, als ob die 'Koer' und die 'Knidier' sich gegeneinander abgeschlossen hätten.

[3] Vgl. Wellmann, Arch. 305.

[4] Die Zirkulationsstörungen werden in π. νούσων auf das Blut beschränkt und das Pneuma als unwesentlich ausgeschaltet, aber doch gelegentlich herangezogen. Neben dem Phlegma tritt die Galle als Krankheitsursache im Sinne der knidischen Schule stark hervor. Mit der Vorstellung, daß das Phlegma aus dem Gehirn herabfließt, verbindet sich (11) die andere, daß das Gehirn dieses aus dem Körper an sich zieht. Genaueres NGG. 1937 S. 94.

[5] Außer Schöne, GGA. 1900 S. 660 vgl. bes. Deichgräber S. 112.

Zu Seite 50

[1] Über das 'schematische' System des Polybos Fredrich S. 45f.

Zu Seite 51

[1] Vgl. VI S. 58, 5 und 12 Littré. Gewiß ist es nicht bloße Nachlässigkeit, wenn bei den andren Adern solche Angaben fehlen und erst der Schluß Weiteres über den Aderlaß bringt (Tadel gegen Polybos bei Galen, CMG. V 9, 1 S. 76, 17ff.). Zum ganzen Adernsystem Fredrich S. 22 und 57ff.

[2] Kap. 7 (S. 48 aE.): ὡς γὰρ ὁ ἐνιαυτὸς μετέχει μὲν πᾶς πάντων καὶ τῶν θερμῶν καὶ τῶν ψυχρῶν καὶ τῶν ξηρῶν καὶ τῶν ὑγρῶν (οὐ γὰρ ἂν μείνειε τούτων οὐδὲν οὐδένα χρόνον ἄνευ πάντων τῶν ἐνεόντων ἐν τῷδε τῷ κόσμῳ)..., οὕτω δὲ καὶ εἴ τι ἐκ τοῦ ἀνθρώπου ἐκλίποι κτλ. Vgl. Kap. 3 aE. und 6 (ὡς

γὰρ τὰ φυόμενά τε καὶ σπειρόμενα ~ ἀερ. 12: ὅσα τε ἀπὸ σπερμάτων καὶ ὁκόσα αὐτὴ ἡ γῆ ἀναδιδοῖ φυτά).

[3] φυσ. ἀνθ. 12 S. 62, 3; 15 S. 68, 11, διαιτ. ὑγ. 2. 7, vgl. ἀερ. 3 S. 58, 1; 4 S. 58, 24, ἱρ. ν. 10 S. 380, 15 L.

[4] 'Οκόσοισι ψαμμοειδέα ὑφίσταται ἢ πῶροι ἐν τοῖσιν οὔροισι, vgl. ἀερ. S. 64, 18 πῶρος, 11 πωροῦται, 63, 32 ὑφίστασθαι — ψάμμον.

Zu Seite 52

[1] Eine Korrektur des Schlusses von ἀερ. 12 (Anm. 2 zu S. 14) könnte φυσ. ἀνθ. 3 S. 38, 1 L. sein: οὐδ' ἐὰν μὴ ὁμόφυλα ἐόντα μίσγηται, ... γεννᾷ.

[2] Vgl. Heibergs Index im CMG. I. — Über Polybos Deichgräber S. 108 (vgl. Regenbogen, Quellen u. Stud. z. Gesch. d. Mathem. I 140).

[3] εὑρήσεις besonders häufig in ἀερ. B (sechsmal), aber auch schon Kap. 8 (S. 63, 16), vgl. ἱρ. ν. 11 und φυσ. ἀνθ. 7 (S. 46, 13 L.).

[4] γνοίης δ' ἂν ὧδε· εἰ γὰρ βούλει usw. ἀερ. 8 (Experiment mit dem Eisklumpen), γνοίη δ'ἄν τις τόδε μάλιστα in ἱρ. ν. 11 (Gehirnsektion), γνοίη δ'ἄν τις τόδε μάλιστα auch in φυσ. ἀνθ. 1 (32, 15 L.), γνοίης δ' ἂν τοῖσδε dort 5 S. 42, 8; 7 S. 46, 18; 8 S. 48, 3. 10. Am Schluß von φυσ. ἀνθ. 7: μαρτύριον δὲ σαφέστατον, εἰ ἐθέλεις wie vorher S. 46, 11 τεκμήριον δὲ τούτου, ... εἰ ἐθέλεις. — γνώσῃ δὲ ἑκάτερα ὧδε ἱρ. ν. 15 Anf., vgl. dort 11 S. 382, 10 L.

Gelegentlich natürlich auch sonst, z. B. γυναικ. φυσ. 17 γνοίης δ'⟨ἂν⟩ ὧδε, 106 γνώσῃ δὲ τῷδε oder π. τῶν ἐντὸς παθῶν 22 γνώσῃ δὲ τούτῳ.

[5] Über π. φύσιος παιδίου 8 und ἱρ. ν. 2 vgl. Anm. 1 zu S. 44, über π. νούσων IV (VII S. 546 L.) und ἀερ. 12 vgl. Anm. 5 zu S. 13. Weiteres NGG. 1937 S. 82 ff.

Zu Seite 54

[1] S. 191, 6 Kw., vgl. ἱρ. ν. 10. 13, ἀερ. S. 65, 6 u. ö.

[2] Ich nehme hier Worte von Diller, WuA. 14, auf.

[3] Zur κοινὴ φύσις ἁπάντων καὶ ἰδίη ἑκάστου, zur δίαιτα und den ἐπιτηδεύματα vgl. ἀερ. 1 u. ö., zum Lebensalter Anm. 3 zu S. 51, zu den Träumen ἱρ. ν. 14. Die Wirkung der ἀποστάσιες wird in ἱρ. ν. besonders in Kap. 5 vorausgesetzt, wenn auch der Terminus noch nicht vorkommt. Das kann Zufall sein. Der Terminus ῥεῦμα, der schon ἱρ. ν. 7. 8 gebraucht ist und in den Epidemienbüchern sehr oft vorkommt, fehlt in ἀερ. Den Terminus χυμὸς haben alle diese Bücher noch nicht.

Zu Seite 55

[1] Deichgräber S. 48.

[2] Deichgräber S. 16. Auch in den Epidemienbüchern fließt das ῥεῦμα zumeist vom Kopfe herab, wenn auch die Entstehung zum Teil anders gedacht wird als in ἱρ. ν. und ἀερ. Deichgräber S. 14 und 126.

[3] Vgl. auch Deichgräber S. 10. 11.

[4] Vgl. III 17 (S. 235, 5), ferner die Bemerkungen über die ὀξυθυμίη II 4, 4 VI 4, 4 VI 5, 5, dazu VI 8, 10, weiter die physiognomischen Lehren II 5. 6 und die Aphorismen über die Seele, über die gleich zu sprechen sein wird.

[5] Außer Wellmann und Wilamowitz (Hermes LXIV 19 und 480) besonders

Deichgräber S. 17—23, der das Zitat Ep. I 25 auf unser Prognostikon bezieht.

[6] ἐν παντὶ ἔτει καὶ πάσῃ χώρῃ, vgl. Wilamowitz, Hermes LXIV 483.

Zu Seite 56

[1] ὑπόξανθα ὑπέρυθρα ἰώδεα z. B. 223, 18; 209, 7; 223, 25 — λιπαρά, ὑδατόχολα 233, 2; 234, 10 — χολώδεα allein z. B. 196, 2; 235, 1 — ἄχολα Ep. II 3, 1 IV 15.

Zu Seite 57

[1] Ep. III 17 (S. 235, 6) τὰ περὶ τὴν γνώμην μελαγχολικά (vorher ist konstatiert, daß der Stuhlgang ὑδατόχολα und χολώδεα enthielt), Ep. II 5, 1 νοσήματα μελαγχολικά, vgl. II 6, 1 μελαγχολικοί.

[2] Dabei als Merkmal: λευκοφλεγματίαι.

[3] Πικρόχολοι — τὸ μελαγχολικὸν καὶ ⟨τὸ⟩ ὕφαιμον.

[4] ἤμεσε χολὴν μέλαιναν (nicht χολώδεα μέλανα!). Ähnlich VI 6, 1 und 5, 15.

[5] Am Anfang nur χολή, ohne ξανθή, ein Zeichen, daß die Theorie die 'schwarze Galle' aus der allgemeinen abgesondert hat.

[6] Auch bei dem Hippokratesschüler Dexippos können wir eine ähnliche Entwicklung verfolgen. Er hält χολή und φλέγμα für Grundsäfte (nicht für περιττώματα; darüber nachher), nimmt aber an, daß sich unter besonderen Umständen ein λευκὸν φλέγμα und eine μέλαινα χολή entwickeln (Anon. Londin. XII 11 und 33). — Phlegma und Galle als Ursache aller inneren Krankheiten z. B. in der knidischen Schrift π. νούσων I 2.

Zu Seite 58

[1] II 2, 22, vgl. Deichgräber S. 43 und 104, der gegen Fredrich die Zugehörigkeit des Adernkapitels zu Epid. II vertritt.

Zu Seite 59

[1] Mit Littré wird man interpungieren: σκεπτέον καὶ τὰ ἀπὸ τῶν διαιτέων τὰ μακροκέφαλα, καὶ μακραύχενα ἀπὸ τῶν ἐπικυψίων. Jedenfalls kann die Langschädelform nicht aus der gebückten Haltung erklärt werden.

[2] Epid. VI 5, 5 Ψυχῆς περίπατος φροντὶς ἀνθρώποισιν, VI 5, 2 'Ανθρώπου ψυχὴ αἰεὶ φύεται μέχρι θανάτου· ἢν δὲ ἐκπυρωθῇ ἅμα τῇ νούσῳ καὶ ἡ ψυχή, τὸ σῶμα φέρβεται. Vor τὸ σῶμα hat Palladios (Scholien zu Hippokrates ed. Dietz II 132) ein καί, das schwerlich aus alter Überlieferung stammt, aber sachlich gut ist, während das καὶ vor ἡ ψυχὴ eher stört. Vielleicht ist also eine Vertauschung des Platzes vorgekommen. — Interpretation der beiden Aphorismen NGG. 1937 S. 87. Im ersten muß φροντὶς gleichbedeutend mit φρόνησις sein.

[3] Heil. Kr. 16 γίνεται γὰρ ἐν ἅπαντι τῷ σώματι τῆς φρονήσιός τι, ὡς ἂν μετέχῃ τοῦ ἠέρος, vgl. Kap. 4 und 7 (τὴν φρόνησιν καὶ τὴν κίνησιν τοῖσι μέλεσι παρέχει (τὸ πνεῦμα).

Zu Seite 60

[1] Mehr darüber später.

Zu Seite 61

[1] Im Prooimion des Prognostikon lesen wir, der Arzt müsse sich klarmachen, ob eine Krankheit die Widerstandskraft des Körpers übersteigt, ἅμα δὲ καὶ εἴ τι θεῖον ἔνεστιν ἐν τῇσι νούσοισι. Diese Bemerkung steht scheinbar in schroffem Widerspruch zu der Grundlehre von ἱρ. ν. und ἀερ., nach der alle Krankheiten natürlichen Ursprungs sind. Sie fällt aber auch aus der sonstigen Grundhaltung des Prognostikon selbst so heraus, daß Kühlewein sie kurzerhand tilgte. Das ist verkehrt, zumal schon um 300 sie der Arzt Xenophon gelesen hat (Schöne, Deutsche Med. Woch. 1910 Nr. 9). Wilamowitz, Hermes LXIV 482, erinnert an Thukydides' Wort über die Pest: φέρειν χρὴ τὰ δαιμόνια ἀναγκαίως. So mag einmal auch unser Arzt unter dem Druck eines großen Erlebens, bei dem menschliche Erkenntnis und Therapie versagte, diesen — vorsichtig formulierten — Satz geschrieben haben. πάντα θεῖα καὶ πάντα ἀνθρώπινα heißt es ja am Schluß der Schrift über die Epilepsie. Ganz anders fühlt der Verfasser von π. γυναικείης φύσιος, dessen ärztliche Weisheit mit dem Programm beginnt: μάλιστα μὲν τὸ θεῖον ἐν τοῖσιν ἀνθρώποισιν αἴτιον εἶναι. — Vgl. Herzog S. 150.

Zu Seite 62

[1] κόπρος Heil. Kr. 1. 7, διαχώρησις Umw. 7 (S. 61, 12; 62, 6, vgl. διαχωρητικά 62, 5); in den Epidemienbüchern und sonst meist διαχωρήματα. Weiteres NGG. 1937 S. 101.

[2] Fr. 917 Ὅσοι δ'ἰατρεύειν καλῶς,
πρὸς τὰς διαίτας τῶν ἐνοικούντων πόλιν
τὴν γῆν ⟨τ'⟩ ἰδόντας τὰς νόσους σκοπεῖν χρεών.

Vorher war wohl, etwa durch ὅσοι ζητοῦσιν eingeführt, eine ähnlich verfahrende Techne, etwa die Gymnastik, erwähnt, und beide Beispiele sollten etwa zeigen, wie man auch sonst verfahren müsse, um richtig einzuwirken. Wilamowitz' Konjektur ὅς οἶδ' zieht nicht nur die weitere Änderung ἰδόντα nach sich, sondern paßt auch zu χρεὼν nicht.

[3] ἀερ. S. 56, 16—18 τὴν γῆν ... καὶ τὴν δίαιταν τῶν ἀνθρώπων, 56, 21 εἰ γὰρ ταῦτα εἰδείη τις καλῶς, οὐκ ἂν αὐτὸν λανθάνοι ἐς πόλιν ἀφικνεόμενον, ἧς ἂν ἄπειρος ᾖ, οὔτε νοσήματα ἐπιχώρια οὔτε ... 57, 11 ὅκως δὲ χρὴ ἕκαστα τῶν προειρημένων σκοπεῖν. Über die Anspielung Diller, Überl. 137.

Zu Seite 63

[1] Vgl. das Scholion am Anfang der Schrift, das leider die Gründe Galens im einzelnen nicht mitteilt. Ich urteile wie Wilamowitz S. 22.

Zu Seite 64

[1] Hermes XXVIII 429.

Zu Seite 65

[1] ed. Diels im Supplem. Aristotelicum III 1.

[2] Diels' Annahme (Hermes XXVIII 413ff.) wird dadurch bestätigt, daß der systematische und der doxographische Teil beim Anonymus nicht immer

aufeinander abgestimmt sind. Anders Wellmann, der im Anonymus ein Bruchstück aus Sorans Eisagoge sieht (Hermes LVII 428).

[3] Nur Epid. VI 5, 10 findet sich περίσσωσις, aber im einfachen Sinn von 'Überwiegen'. Aristoteles grenzt den Begriff scharf ab, Gener. anim. 724b 26 λέγω δὲ περίττωμα τὸ τῆς τροφῆς ὑπόλειμμα.

Zu Seite 66

[1] Das hat Deichgräber schon gezeigt.

[2] παρὰ τὰς φύσας τὰς ἐκ τῶν περιττωμάτων (Plato: ὑπὸ πνεύματος). Schon Aristoteles sagt hist. anim. 511 b 9 von den περιττώματα: ταῦτα δ'ἐστὶ κόπρος, φλέγμα, χολὴ ξανθὴ καὶ μέλαινα.

Zu Seite 67

[1] Das hat leider Deichgräber nicht gesehen. So ist er auf halbem Wege stehengeblieben und nicht zu einer richtigen Auffassung des Berichtes gelangt.

[2] π. φυσ. 3 S. 92, 20 Heib.: πνεῦμα τὸ μὲν ἐν τοῖσι σώμασι φῦσα καλέεται, τὸ δὲ ἔξω τῶν σωμάτων ἀήρ.

[3] Den Unterschied hat Edelstein S. 141 f. richtig empfunden.

Zu Seite 68

[1] VI 20: προσερριζώμεθα πρὸς τὸν ἀέρα κατά τε τὰς ῥῖνας ⟨καὶ κατὰ τὸ στόμα add. Deichgräber 154[2]⟩ καὶ κατὰ τὰ ὅλα σώματα.

[2] κυριώτατον als Stichwort am Anfang und Schluß des Abschnittes VI 14—30.

[3] Das hat schon Deichgräber gesehen (S. 155).

Zu Seite 69

[1] Bei Philistion u. a. werden drei Arten von Krankheiten geschieden und auch die 'äußeren' Krankheiten (durch Verwundung usw.) berücksichtigt. So werden Π. νούσων I 2 die 'inneren' und die 'äußeren' Krankheiten nebeneinander gestellt.

[2] Hermes XXXVI 405ff., vgl. Deichgräber S. 154.

[3] Er hat bekanntlich die verschiedensten Schriften benützt.

[4] Ob es hiermit zusammenhängt, daß das οἷς ἑπόμενος VII 40 sich nicht auf den unmittelbar vorhergehenden Abschnitt über Hippokrates bezieht, sondern auf den über Euryphon und Herodikos zurückzugreifen scheint (so schon Fredrich S. 34[1]), wird sich nicht ohne tiefere Analyse des ganzen doxographischen Teiles entscheiden lassen. Ich sehe noch nicht klar, wie Menon selber seine Doxographie angelegt hat.

Zu Seite 70

[1] ἔχει μὲν οὖν ταῦτα πάντα αἰεὶ τὸ σῶμα τοῦ ἀνθρώπου.

[2] Fredrich setzt ohne weiteres S. 46 als Lehre des Dexippos voraus, er habe Galle und Schleim als Grundsäfte angenommen. Ebenso Wellmann RE. V 294.

[3] Vgl. Anm. 3 zu S. 65. Ein Übergangsstadium läßt uns vielleicht der Anonymus ahnen, wenn er XII 11 bei Dexippos angibt, χολή und φλέγμα seien δυνάμεις, die bei der Nahrungsaufnahme in Bewegung, Aktion gesetzt würden.

[4] Das ist schon in der Doxographie geschehen, die dem Anonymus vorausliegt. Denn in der Ergänzung, die er selber col. VII zu Menons Referat über Hippokrates' Lehre bringt, schweigt er von den περιττώματα, und in der verstümmelten Anfangspartie sieht er, wie es scheint, χολή und φλέγμα als konstitutive Elemente an.

Ganz analog ist es, wenn in der philosophischen Doxographie Areios Didymos die ihm geläufigen Termini in die alten Systeme hineinträgt.

Zu Seite 71

[1] π. φυσῶν 4. Dasselbe sagt der Verfasser von ἱρ. ν. über das Gehirn, das für ihn ja 'der Vermittler der äußeren Luft' ist, vgl. 3. 16. 18, oben S. 32.

[2] Das letzte nach π. φυσῶν 5, einer Stelle, die man zum Verständnis von Anon. VI 33ff. heranziehen muß.

[3] Kap. 7 (oben S. 67) und 3 S. 93, 6 τίνος οὗτος (ὁ ἀήρ) ἄπεστιν ἢ τίνι οὐ ξυμπάρεστιν;

Zu Seite 72

[1] παρὰ τὴν τούτου εὔροιαν ὑγίεια γίνεται, παρὰ δὲ τὴν δύσροιαν νόσοι.

[2] κατακρατουμένη, vgl. ἱρ. ν. 6 u. ö.

[3] So dürfen wir wohl das einschränkende μέν γε wiedergeben.

Zu Seite 73

[1] Beschreibung und Abbildung bei Hegi, Illustrierte Flora von Mitteleuropa I 230.

[2] Die Pflanzen μεταφέρονται, der Mensch μεταχωρεῖ (VI 24. 28).

[3] Zu dem Experiment mit dem Eisklumpen (ἀέρ. 8) und der Bemerkung, daß selbst die eingegrabenen Weinkrüge die Wirkung des Südwindes spüren (ἱρ. ν.), paßt es gut, wenn π. φυσῶν 8 (S. 96, 7) den Dampf, der von Kesseln mit kochendem Wasser aufsteigt, zum Vergleich heranzieht.

[4] In Aristophanes' Wolken steigt Sokrates aus den feuchten Bodenregionen empor, um die dem Denken adäquate reine Luft (τὸν ὅμοιον ἀέρα) zu atmen. Sicher wird da Diogenes von Apollonia parodiert. Wenn also der Komiker v. 234 hinzufügt: πάσχει δὲ ταὐτὸ τοῦτο καὶ τὰ κάρδαμα, so hat gewiß bereits der Philosoph die Parallele mit dem pflanzlichen Organismus gezogen. Schon Diels hat auf π. νούσων IV 33. 34 verwiesen, wo ausgeführt wird, daß der menschliche Körper mit der Nahrung die ihm adäquate Feuchtigkeit (ἡ ὁμοίη ἰκμὰς τὴν ὁμοίην) aufnimmt, ebenso wie der pflanzliche Organismus die seinen Charakter bestimmenden Säfte aus dem Boden. Mindestens so gut wie Rose, Knoblauch und Wein, die der Arzt anführt, konnte hier als Beleg das Kardamon verwendet werden, das wegen seines scharfen Geschmackes sprichwörtliche Nasturtium (Lepidium) latifolium (Hegi — vgl. Anm. 1 zu S. 73 — IV 1 S. 89), das nur auf stark salzhaltigem Boden, besonders am Meeresstrand wächst. Mit π. νούσων IV 33. 34 ist auch verwandt die von demselben Arzte geschriebene Erörterung π. φύσιος παιδίου 22—27. Vgl. NGG. 1937 S. 95 und besonders Regenbogen, Quellen u. Studien z. Gesch. d. Mathem. I S. 165ff. — Der botanische Spezialist Menestor gehört erst in spätere Zeit, vgl. Regenbogen S. 147, Kranz zu Vorsokr. 32, Steier RE. XV 855.

Zu Seite 74

[1] Edelstein S. 142[1]. Richtiger beurteilt die Bedeutung der Pneumalehre Deichgräber S. 162, der feststellt, daß auch in den Epidemienbüchern die Spuren einer Pneumatheorie sichtbar werden.

[2] Zur Bedeutung des Wortes vgl. den Aufsatz von Capelle, der mit gewohnter Sorgfalt das gesamte Material gesammelt hat (Weiteres RE. Suppl. VI 315 ff.). Bei Plato bezeichnet es offenbar nicht mehr das Studium der μετέωρα in engem Sinne, sondern die gesamte Naturphilosophie (vgl. freilich, was nachher S. 78 zu sagen ist).

[3] ἄνευ τῆς τοῦ ὅλου φύσεως.

Zu Seite 75

[1] Gegen Edelstein, der S. 130 ff. τὸ ὅλον als das Ganze des Körpers im Gegensatz zu seinen Teilen deuten wollte, mit schlagenden Gründen Deichgräber S. 151 und Rehm, Einl. Altertumsw. II 5 S. 26 (vgl. meine eigene Notiz Hermes 1918, 405). In der RE. Suppl. VI 1318 deutet jetzt Edelstein das 'Ganze' (und ähnlich auch schon 270a φύσις) als den 'Begriff, die Idee des Körpers und der Seele' und folgert, Plato habe Hippokrates als den wissenschaftlichen Methodiker würdigen wollen, der „den Körper definiert und eingeteilt habe"; „Von Natur, Umwelt, Natur des Weltalls ist dabei keine Rede". Das zeigt nur die Undurchführbarkeit seiner These. Vor 270 c kann kein unbefangener Plato-Leser an den Gegensatz der ganzen Einzelseele zu ihren Teilen denken (zu διελέσθαι vgl. etwa Ges. 946 b), und S. 270a hat er gewiß nicht die Empfindung gehabt, Plato wolle Anaxagoras und Perikles als Vorläufer der Ideenlehre nennen. — Parallelstellen für τὸ ὅλον bei Plato Lys. 214 b (οἱ περὶ φύσεώς τε καὶ τοῦ ὅλου διαλεγόμενοι) und Gorg. 508 a (τὸ ὅλον διὰ ταῦτα κόσμον καλοῦσιν), sonst Archytas (Vorsokr. 47) B 1 u. a., aus den ärztlichen Schriften bes. π. διαίτης I 10 (ἀπομίμησιν τοῦ ὅλου, vgl. I 2 τοῦ ὅλου κόσμου) und π. ἑβδομάδων 33 (οὐ νικᾷ ἡ τοῦ ἀνθρώπο φύσις τὴν τοῦ ὅλου δύναμιν). Zur Sache vgl. Polybos π. φ. ἀνθρ. 7 Epid. I 23 (c en S. 54). Bei Plato selber erklärt Eryximachos (Symp. 186 a), er habe in der Medizin gelernt, das Erosproblem nicht nur im Menschen, sondern in Tier- und Pflanzenwelt, ja in allem Seienden zu verfolgen. Das ist Hippokrates' Denkweise.

[2] δεῖ οὖν πρῶτον ψυχῆς φύσεως πέρι θείας τε καὶ ἀνθρωπίνης ἰδόντα πάθη τε καὶ ἔργα τἀληθὲς νοῆσαι.

[3] μετεωροπορεῖ τε καὶ πάντα τὸν κόσμον διοικεῖ.

[4] μόνῳ θεατὴ νῷ ... ἡ τ'οὖν θεοῦ διάνοια νῷ τε καὶ ἐπιστήμῃ ἀκηράτῳ τρεφομένη (247 c) vgl. 270a ἐπὶ φύσιν νοῦ τε καὶ διανοίας (B T falsch ἀνοίας) ἀφικόμενος. Vgl. Edelstein, RE. Suppl. VI 1321.

Zu Seite 76

[1] τὸ ὑψηλόνουν καὶ πάντῃ τελεσιουργόν 270a.

[2] Hippokrates ist Zeuge für den Logos; aber wichtiger ist, ob dieser mit sich selber im Einklang ist, συμφωνεῖ (270 c). Wir sollen an die Erosrede denken. Zum Logos als Subjekt vgl. mein Herodotbuch S. 58.

Daß die einzelnen S. 270d gegebenen Vorschriften nach dem Vorbilde der medizinischen Methode gegeben sind, wird bestätigt durch die Parallele in π. ἀρχ. ἰητρ. 20, wo der Verfasser auch zuerst über die naturphilosophische Grundlage und dann in einer ganz an den Phaidros erinnernden Weise über die spezifisch medizinischen Kenntnisse vom Körper und von den anzuwendenden Mitteln spricht. Vgl. meine Ausführungen in Hermes LIII 404ff. Weil der Empiriker von π. ἀρχ. ἰητρ. die Naturphilosophie, soweit sie über eine Anthropologie hinausgeht, scharf ablehnt, hatte ich gerade wegen der Phaidrosstelle angenommen, daß er gegen Hippokrates selber polemisiere. Dagegen hat aber Capelle, Hermes LVII 253ff., mit Recht eingewendet, daß der Verfasser sich ausdrücklich gegen Ärzte wendet, die wie Empedokles über die Entstehung des Menschengeschlechts und ähnliche rein philosophische Fragen spekulieren. Solche Probleme haben tatsächlich Hippokrates ganz ferngelegen.

³ λόγον διδόναι 465a. Vgl. mein Buch 'Aus Platos Werdezeit' 134f.

Zu Seite 77

¹ Im Symposion 186e spricht Eryximachos von seinem Ahn Asklepios! Hippokrates als Asklepiade (und großer Arzt, vgl. Palm 105) schon Protag. 311b.

² Die Zahl 85 ist freilich bei den Verzeichnissen der Makrobioi sehr beliebt; aber es ist noch die niedrigste Angabe. Sollte Hippokrates 104 Jahr geworden sein, hätte Plato den noch lebenden Greis geehrt.

Zu Seite 78

¹ μετεωροσκόπον καὶ ἀδολέσχην. Die Stelle klingt auch Polit. 299b nach. Vgl. auch Capelle S. 438.

² Diels S. 1141¹ vgl. Capelle 432.

³ Antid. 261 ἀστρολογίαν καὶ γεωμετρίαν, 262 ἀδολεσχίαν καὶ μικρολογίαν.

Zu Seite 79

¹ So schon Fredrich S. 5. 6.

Auf die programmatische Erklärung von π. ἀέρων nimmt auch der Verfasser von π. σαρκῶν Bezug, wenn er sein eigenes Thema so einschränkt: Περὶ δὲ τῶν μετεώρων οὐδὲ δέομαι λέγειν, ἢν μὴ τοσοῦτον ἐς ἄνθρωπον ἀποδείξω καὶ τὰ ἄλλα ζῷα. Deichgräber, Hippokrates über Entstehung und Aufbau des menschlichen Körpers, 1935 S. 26ff.

² 'Οκόσοι ἰητρικὴν ἀσκέοντες φυσιογνωμίης ἀμοιρέουσι, τουτέων ἡ γνώμη ἀνὰ σκότον ἀλινδουμένη νωθρὰ γηράσκει, hervorgezogen von Schöne aus der Schrift περὶ κατακλίσεως νοσούντων προγνωστικά, die er etwa ins 3. Jahrhundert n. Chr. setzt (vgl. dazu Capelle, Hermes LX 378). Der Text des Folgenden nach Diels 1143²: Διοκλῆς δὲ ὁ Καρύστιος καὶ ῥητότερον οὐ μόνον αὐτὸς ⟨ταὐτό⟩ φησιν, ὡς καὶ σὺ γινώσκεις, ἀλλὰ καὶ τοὺς ἀρχαίους ἱστορεῖ ἀπὸ τῶν φωτισμῶν καὶ τοῦ δρομήματος τῆς σελήνης τὰς κρίσεις ποιουμένους τῶν νόσων.

Zu Seite 80

¹ Daß π. ἀγμῶν und π. ἄρθρων ἐμβολῆς vom selben Chirurgen verfaßt sind, hat Schöne erwiesen und Diels 1148 ausdrücklich anerkannt.

[2] π. ἄρθρων ἐμβολῆς 70.

[3] Das hat Schöne gezeigt. Gegen Diels' Einwände Deichgräber 161.

[4] π. ἄρθρων ἐμβολῆς 35 π. ἀγμῶν 19.

[5] Wichtig sind aber auch die sprachlichen Eigentümlichkeiten der chirurgischen Bücher, z. B. der Gebrauch von ποτί, auf die Diels 1149 ff. hingewiesen hat.

Zu Seite 81

[1] Vgl. Geist d. griech. Wiss. 1 ff. und nachher S. 85. Selbst Sudhoff räumt dem Orient noch zuviel Einfluß ein.

[2] 'Von d. alten Medizin' 5.

[3] Auf Suidas' Angabe, Demokedes' Vater Kalliphon sei Asklepiospriester in Knidos gewesen, ist kein Verlaß. Außer Suidas weiß davon niemand etwas, am wenigsten Herodot, der dies sicher erwähnt hätte, da er im Zusammenhang mit der Demokedesgeschichte auf Knidos zu sprechen kommt (III 138). Gerade dieser letzte Umstand mag dann aber zu Kombinationen Anlaß gegeben haben. Ausdrücklich sagt Hermippos: Καλλιφῶντος τὸ γένος Κροτωνιάτου (Vorsokr. 19 A 2).

Über Alkmaion bes. Wellmann Arch., der aber, um Alkmaion zu erhöhen, die Selbständigkeit des Hippokrates zu sehr herabsetzt. Vgl. Anm. 1 zu S. 38.

Zu Seite 82

[1] Über die antike Biographie und über das Leben des Hippokrates Gossen RE. VIII 1802, Edelstein ebd. Suppl. VI 1292 und Deichgräber S. 146 ff. Außer dem Genos κατὰ Σωρανόν (CMG. IV 175) Quelle besonders die Brüsseler Vita, die Schöne Rh. Mus. 1908 veröffentlicht hat, sonst Angaben bei Suidas, Stephanos Byz. und Tzetzes. Das Beste, namentlich die urkundliche Nachricht über das Geburtsdatum, danken wir Soran.

[2] Herzog 140 ff.

Zu Seite 83

[1] Thimme S. 44 ff.

Zu Seite 84

[1] Zum Folgenden vgl. oben S. 39.

Zu Seite 85

[1] ἱρ. ν. 1 und 18.

Zu Seite 86

[1] Darüber zuletzt Kranz, NGG. 1938 (Phil.-Hist. Kl. Fachgr. I Band II 7).

[2] Vgl. bes. das Schlußkapitel von π. ἱρῆς νούσου.

[3] καθάπερ τι ἱερὸν ἄγαλμα ἐν ἀκροπόλει τοῦ σώματος Rhein. Mus. XLIX 540. Aristoteles 670 a 26 nennt das Herz 'Herd', aber auch 'Burg' des Leibes!

[4] π. εὐσχημοσύνης 6: καὶ γὰρ μάλιστα ἡ περὶ θεῶν εἴδησις ἐν νόῳ αὐτῇ ἐμπλέκεται· ἐν γὰρ τοῖσιν ἄλλοισι πάθεσι καὶ [ἐν] συμπτώμασιν εὑρίσκεται τὰ πολλὰ πρὸς θεῶν ἐντίμως κειμένη ἡ ἰητρική (von den Übersetzern ist πρὸς θεῶν = 'von den Göttern geehrt' merkwürdig mißverstanden), οἱ δὲ ἰητροὶ θεοῖσι παρακεχωρήκασιν· οὐ γὰρ ἔνι περιττὸν ἐν αὐτῇ τὸ δυναστεῦον.

Zu Seite 89

[1] ἰρ. ν. 18: χρὴ γὰρ.. τρύχειν προσφέροντα τῇ νούσῳ τὸ πολεμιώτατον ἑκάστῃ καὶ μὴ τὸ φίλον καὶ σύνηθες. Zum Ausdruck vgl. π. ἀέρων S. 66, 23 τοῖσι δὲ χολώδεσι τοῦτο πολεμιώτατον γίγνεται und besonders Eryximachos in Platos Symp. 186d δεῖ γὰρ δὴ τὰ ἔχθιστα ὄντα ἐν τῷ σώματι φίλα οἷόν τ'εἶναι ποιεῖν καὶ ἐρᾶν ἀλλήλων· ἔστι δ' ἔχθιστα τὰ ἐναντιώτατα, ψυχρὸν θερμῷ κτλ. Hier spricht Plato also nur von den Qualitäten, noch nicht wie im Timaios von den vier empedokleischen Elementen. Zu Eryximachos' Definition ἔστι γὰρ ἰατρική ... ἐπιστήμη τῶν τοῦ σώματος ἐρωτικῶν πρὸς πλησμονὴν καὶ κένωσιν hat man längst auf π. φυσῶν 1 verwiesen: πλησμονὴν ἰῆται κένωσις, κένωσιν δὲ πλησμονή. Dort wird der Grundsatz τὰ ἐναντία τῶν ἐναντίων ἐστὶν ἰήματα ganz ähnlich entwickelt wie ἰρ. ν. 18 (vgl. π. φυσ. 6 S. 94, 20 ὅταν μὲν οὖν ὁ ἠὴρ τοιούτοισι χρωσθῇ μιάσμασι, ἃ τῇ ἀνθρωπείῃ φύσει πολέμιά ἐστιν). Der ganze Standpunkt des Eryximachos, der aus der Medizin gelernt hat, daß man über den menschlichen Organismus hinaus auf Tiere und Pflanzen, ja auf alles Seiende blicken muß (186a), entspricht der Denkweise des Hippokrates. An diesen denkt also Plato wohl schon hier wie später im Phaidros. Vgl. oben Anm. 1 zu S. 75.

Zu Seite 90

[1] Vgl. auch Deichgräber, Goethe und Hippokrates, Arch. f. Gesch. d. Med. XXIX 27ff.

Zu Seite 91

[1] Ob die schöne, im Odeion von Kos aufgefundene idealisierte Porträtstatue (Clara Rhodos V S. 71) wirklich Hippokrates darstellte? Zu dem Bilde, das wir aus Hippokrates' Schriften gewinnen, paßt der etwas müde Zug und der fast wehmütige Blick des ausdrucksvollen Kopfes nicht recht. Aber die Schriften stammen aus Hippokrates' jüngerer Zeit.

Zu Seite 92

[1] Doch vgl. Anon. Lond. XII 29ff. in Wellmanns Ergänzung (Fragm. 75[4]).

[2] κράσεις.

Zu Seite 93

[1] Die 'sizilische Ärzteschule' besteht nur von Wellmanns Gnaden. Das Altertum weiß von ihr nichts. Galen Θερ. μεθ. X 6 K. spricht nur von Italikern und denkt dabei an Philistion von Lokroi (der bei Kallimachos sicher nicht wegen seiner Zugehörigkeit zur 'sizilischen Ärzteschule', sondern wegen der Hauptstätte seiner Wirksamkeit Sikeliot heißt. Bei Rufus ed. Ruelle S. 162 ist er Φιλιστίων ὁ ἐξ 'Ιταλίας). Daneben nennt er nur Empedokles, dessen Ruhm aber doch nicht auf seiner Medizin beruht, und den von Empedokles in seiner Dichtung angeredeten Pausanias. — Der sizilische Arzt, der nach dem Komiker Epikrates fr. 11 in der Akademie weilte, kann Philistion gewesen sein (Wellmann).

Zu Seite 94

[1] Die Bezeichnung νέος 'Ιπποκράτης (vgl. dazu Plato ep. II 314c τὰ δὲ νῦν

λεγόμενα Σωκράτους ἐστὶν καλοῦ καὶ νέου γενομένου!) faßt Plin. XXVI 10 als Werturteil, aber Vindicianus 2 sagt ausdrücklich: *Diocles, sectator Hippocratis, quem Athenienses iuniorem Hippocratem vocaverunt.* — Das Material über Diokles bei Wellmann Fragm. und RE. V 802ff. (Durch die Freundlichkeit des Verlages gehen mir im letzten Augenblick die Revisionsbogen von W. Jaegers Buch 'Diokles von Karystos. Die griechische Medizin und die Schule des Aristoteles' zu. Jaeger weist Diokles dem Peripatos zu; die Abhängigkeit von Hippokrates wird aber dadurch nicht berührt.)

[2] Fr. 9. Genauer nahm er wohl an, daß die normal verdaute Speise zur Blutbildung führt, während die περιττώματα — der Ausdruck zuerst bei ihm nachweisbar, vgl. oben S. 65 — sich in die andern Säfte wandeln. Vgl. auch Vindic. 2, der allgemein von der Wandlung der Nahrung spricht.

[3] Vgl. Anm. 2 zu S. 79. Sehr stark tritt, wie es scheint, die Pneumalehre in dem Heidelberger Medizinerpapyrus hervor, den Gerhard (Heidelb. SB. Phil.-Hist. Kl. 1913 n. 13) Diokles zuweist (ebenso jetzt Jaeger).

[4] Fr. 51. 52. 55. 57. 59. Zu dem Terminus ἔμφραξις vgl. π. φυσῶν 7. 8. 14 (S. 95, 14; 96, 26; 100, 19), aber auch Plato Tim. 84d ὑπὸ ῥευμάτων φραχθεὶς (vom πλεύμων), der auch sonst an diese hippokratische Theorie erinnert.

[5] Das Herz als ἡγεμὼν τοῦ σώματος fr. 59, sonst vgl. Wellmann RE. V 804.

[6] Vindicianus 44: *ex quo cerebrum sensum et intellectum praebet.* Vgl. Wellmann Fragm. S. 20. In fr. 38 heißt es allerdings: ἔοικε γὰρ καὶ οὗτος τὴν φρόνησιν περὶ ταύτην (τ. καρδίαν) ἀπολείπειν. Aber das ist nach ἔοικε nur Vermutung. Vindic. 5 sogar: *seu cordis et cerebri, ubi principaliter anima consistit,* aber nicht sicher nach Diokles.

Zu Seite 95

[1] Jäger, Hermes XLVIII 29ff. In den uns erhaltenen Fragmenten spricht Diokles wohl von der ἔμφυτος θερμασία und dem ψυχικὸν πνεῦμα, aber nicht vom ἔμφυτον πνεῦμα.

[2] Celsus Prooem. 15 *alia (curatione opus est), si in umidis omne vitium est, ut Herophilo visum est, alia, si in spiritu, ut Hippocrati.* Galen Komm. zu Epid. XVII B 250.

Zu Seite 96

[1] Werke ed. Sudhoff XII 476.

Herrn Prof. Dr. med. Georg B. Gruber und Herrn Dr. phil. Heinrich Dörrie spreche ich für das freundliche Mitlesen der Korrektur und manche wertvolle Anregung meinen herzlichen Dank aus.

M. P.

SCHRIFTEN, DIE NUR MIT DEM VERFASSERNAMEN ANGEFÜHRT SIND

Aly, Formprobleme der frühen griechischen Prosa (Philologus Suppl. XXI 3) 1929.

Capelle, Μετέωρος-μετεωρολογία, Philologus LXXI (1912) S. 414—448.

Deichgräber, Die Epidemien und das Corpus Hippocraticum, Abh. Preuß. Akademie, Phil.-Hist. Kl. 1933 Nr. 3.

Diels, Über einen neuen Versuch, die Echtheit einiger Hippokratischen Schriften nachzuweisen, Sitzb. Preuß. Akad. 1910 S. 1140—1155.

Diller, Die Überlieferung der hippokratischen Schrift Περὶ ἀέρων ὑδάτων τόπων (Philologus Suppl. XXIII 3) 1932 („Überl.").

— Wanderarzt und Aitiologe (Philol. Suppl. XXVI 3) 1934 („WuA.").

Edelstein, Περὶ ἀέρων und die Sammlung der hippokratischen Schriften (Problemata IV) 1931. (Vgl. Realenz. Suppl. VI 1290.)

Fredrich, Hippokratische Untersuchungen (Philolog. Untersuchungen XV) 1899.

Gossen, Hippokrates, Realenz. VIII 1801.

Herzog, Die Wunderheilungen von Epidauros (Philologus Suppl. XXII 3) 1931.

G. Jacobj, Das Goldene Buch des Hippokrates, 1930.

F. Jacoby, Zu Hippokrates Περὶ ἀέρων ὑδάτων τόπων Hermes XLVI (1911) S. 518—567.

Ilberg, Die Ärzteschule von Knidos, Sitzb. Sächs. Akad., Phil.-Hist. Kl. LXXVI 3 (1924).

Koraes (Coray), Ἱπποκράτους περὶ ἀέρων ὑδάτων τόπων (erklär. Ausg.) 2 Bde, Paris 1800.

Mewaldt, Besprechung von Edelsteins Buch, Deutsche Literaturzeitung 1932 Sp. 254—263.

Much, Hippokrates der Große. 1926.

Palm, Studien z. hippokratischen Schrift π. διαίτης. Diss. Tübingen 1933.

Regenbogen, Symbola Hippocratea, Diss. Berl. 1914.

Schöne, Echte Hippokratesschriften, Deutsche Mediz. Wochenschrift 1910 Nr. 9. 10.

Sigerist, Große Ärzte, 1932.

Sudhoff, Kos und Knidos, Münch. Beiträge z. Gesch. u. Lit. d. Naturwissenschaften u. Medizin, I 4/5. 1927.

Thimme, Φύσις τρόπος ἦθος, Diss. Göttingen 1935.

Trüdinger, Studien z. Gesch. d. griechisch-römischen Ethnographie, Leipzig 1918.

Wellmann, Die Schrift Περὶ ἱρῆς νούσου des Corpus Hippocraticum, Archiv f. Gesch. d. Medizin XXII (1929) S. 290—312 („Arch."),

— Fragmentsammlung der griechischen Ärzte I, 1901 („Fragm.").

v. Wilamowitz, Die hippokratische Schrift Περὶ ἱρῆς νούσου, Sitzb. Preuß. Akad. 1901 S. 2—23.

Willerding, Studia Hippocratica, Diss. Göttingen 1914.

Mein Vortrag „Der Geist der griechischen Wissenschaft" Berlin 1922 (= Nachr. d. Gött. Gesellschaft d. Wiss. 1922, Gesch. Mitt.) ist mit 'Geist d. griech. Wiss.', mein Aufsatz „Hippokratesstudien" (= Nachr. d. Gött. Gesellschaft, Phil.-Hist. Kl., Fachgruppe I Band II Nr. 4) mit 'NGG. 1937' angeführt, die Seitenzahlen der Hippokratischen Schriften, soweit die Ausgaben vorliegen, nach Heiberg (CMG I 1, 1927) und Kühlewein (1894. 1902), sonst nach Littré zitiert. Übersetzung von Fuchs und von Kapferer-Sticker.

FSC
www.fsc.org
MIX
Papier | Fördert
gute Waldnutzung
FSC® C083411

Zeitfracht Medien GmbH
Ferdinand-Jühlke-Straße 7
99095 Erfurt, Deutschland
produktsicherheit@kolibri360.de